总主编 董尚朴

"医学衷中参西录"

临证助读系列

药论分册

主编 王四平

副主编 侯仙明

编委 方敬 张拴成 潘永梅

人民卫生出版社

图书在版编目（CIP）数据

《医学衷中参西录》临证助读系列．药论分册/王四平主编.—北京：
人民卫生出版社，2016

ISBN 978-7-117-21718-7

Ⅰ．①医… Ⅱ．①王… Ⅲ．①中国医药学-中国-现代②中药学
Ⅳ．①R2-52

中国版本图书馆 CIP 数据核字（2016）第 074694 号

人卫智网　www.ipmph.com　医学教育、学术、考试、健康,购
　　　　　　　　　　　　　　书智慧智能综合服务平台
人卫官网　www.pmph.com　人卫官方资讯发布平台

《医学衷中参西录》临证助读系列　药论分册

主　　编：王四平
出版发行：人民卫生出版社（中继线 010-59780011）
地　　址：北京市朝阳区潘家园南里 19 号
邮　　编：100021
E - mail：pmph @ pmph. com
购书热线：010-59787592　010-59787584　010-65264830
印　　刷：三河市尚艺印装有限公司
经　　销：新华书店
开　　本：710×1000　1/16　印张：13　插页：4　字数：233 千字
版　　次：2016 年 6 月第 1 版　2016 年 6 月第 1 版第 1 次印刷
标准书号：ISBN 978-7-117-21718-7/R · 21719
定　　价：30. 00 元
打击盗版举报电话：010-59787491　E-mail：WQ @ pmph. com
（凡属印装质量问题请与本社市场营销中心联系退换）

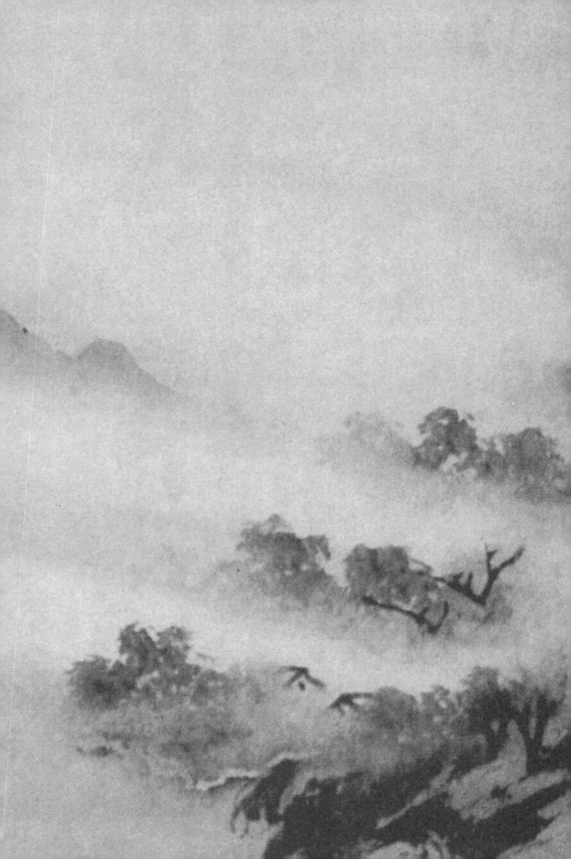

编写说明

《医学衷中参西录》共 8 期。

第 1 期 1918 年出版。 第 2 期、第 3 期 1919 年先后出版。 1920 年将前三期合编（《处方学》），分上、下 2 册各 4 卷共 8 卷出版，印行 3 版。 第 4 期（《药物讲义》）1924 年 1 册 5 卷出版，印行 4 版。 第 5 期（《医论》）1928 年分上、下 2 册共 8 卷出版，印行 3 版。 1929 年第 6 期（《医案附诗草》）1 册 5 卷出版，印行 2 版。以上 6 期多次版行中，张锡纯多次增删，内容变化较大。 第 7 期（《伤寒讲义》）1册 4 卷是张锡纯逝世后，其子张荫潮整理，1934 年出版，印行 2 版。

1935 年后，以上 7 期共 30 卷，又多次再版发行，每次都经过其子张荫潮、其孙张铭勋及门生好友等校订。

1957 年，经河北省卫生工作者协会审定，河北人民出版社分 3 册出版全书。其中，张铭勋献出张锡纯遗稿（《医话拾零》与《〈三三医书〉评》）作为第 8 期编入，并撰写了《先祖锡纯公传略》。 该次审定采用各期最后版本校勘、标点，但删改了与医学无关紧要的文字。 1974 年出版了上、下 2 册的修订本，1977 年出版了合订本。

1985 年河北科学技术出版社出版上、中、下 3 册本，除因篇幅较长，未收第 6 期第 5 卷《种菊轩诗草》外，收入全部内容，文字依其旧貌，各期均以最后一版为底本，参考其他版本校点。

本次"《医学衷中参西录》临证助读系列"注评本，内容、文字以河北科学技术出版社 1985 年版为底本，仍未收入第 6 期第 5 卷《种菊轩诗草》，同时参考其他版本进行了校订，并保持各期各卷独立完整性，分为《药论分册》《方论分册》《医案分册》《医论分册》《伤寒论分册》共 5 册出版。

编排方式，《医学衷中参西录》原著文字采用宋体字，其自注文字、处方药物剂量和炮制法均排小字。 我们所做的字词注释排在文内、用括号分开，学术评析按语排在文后，均采用楷体字；知识和思路提点排在翻口侧，采用仿宋体字。

原文中异体字，一律使用目前通行的规范字，如痠与酸、寖与浸、煖与暖等，用后者。

原文中词汇在各个时期有不同写法，一律使用目前通行的规范写法，如烦燥与烦躁、迟顿与迟钝、（言语）蹇涩与謇涩等，用后者。

原文中中药名称与目前《中华人民共和国药典》（2015 版）名称同音不同字者，一律使用目前通行的规范写法，如黄耆与黄芪、蝉退与蝉蜕、鸭蛋子与鸦胆子、栝楼与瓜蒌等，用后者。

编 者

2016 年 3 月 1 日

前言

　　《药论分册》为《医学衷中参西录》第四期，包括第四期第一卷至第五卷的全部内容，讲解了88种中药和45种西药，是张锡纯对中西药物功用的认识、理解和发明。

　　众所周知，张锡纯为临床大家，一直勤勉于临床实践。他对经用的中西药物积累了丰富的经验，提出了许多独到的见解。特别是中药，在功效、主治、用法、用量诸方面多有所发明，如连翘发汗、山萸肉固脱、蜈蚣息风及治疗肿瘤等等，对以往的本草著作，有所补充，有所修正，发展了中药学。给中医学习、研究和运用者很大的启发，提供了借鉴。

　　张锡纯学识渊博深厚，加之《医学衷中参西录》文白相间，今人阅读、学习，有些地方文义难于理解，特别是对于初学者。为了便于大家阅读和理解，我们对《医学衷中参西录》的药论部分进行注释点按。包括对文中的生僻字词、西药名称等进行注音、注释；对张锡纯的药学发明、用药特点、辨证精巧等进行解释说明；对所涉及的医理、药理、病案等进行总结归纳分析。

　　张锡纯为"医界一代伟人"，《医学衷中参西录》是其毕生研究中医学的心血结晶。我们力求将张锡纯的药学成就清晰地展现在读者面前。但由于水平有限，不当之处在所难免，望广大读者给予批评指正。

王四平

2016年3月

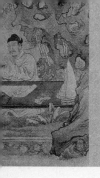

学过点儿中医的人，大都知道中国近代有一个中西医汇通学派，有几位代表医家，其中尤为卓著的是张锡纯，他的著作叫《医学衷中参西录》。这都是教材和读物里常常写着的。

张锡纯（1860—1933）先生，字寿甫，河北省盐山县张边务村人。他外祖父刘锡论，字纯嘏。《诗·小雅·宾之初筵》曰："锡尔纯嘏，子孙其湛。"他的大名看来是和姥爷的名字相关的。

先生生当国势衰颓，民生凋敝的时代，但家境尚可吧？至少自做过迁安县训导的高祖父张宗禹字绍庭者起，曾祖父张云汉字汝霞，祖父张荣字友三，父亲张彤元字丹亭，代代习儒，都是饱读四书五经之类，贡生庠生之类，舞文弄墨的读书人。先生幼受庭训，备考科举近三十年，后承乃祖乃父之业，教书训蒙也近三十年，对中国传统文化，自然是耳濡目染，寝馈其中了。亲炙门生张坤的《盐山名医张锡纯先生事略》说他"于六经诗文、天元数学，皆精研深究，尤邃易理"，应该不是虚饰之言，可见其造诣之深。用当今的话说，国学根底珩珩的。这对于学习中医是极有帮助的。

先生祖父、父亲都博通医术，并且"垂训来兹，谓凡后世子孙，读书之外，可以学医"。先生家学渊源，做学生时兼学医学，做教员时也兼授医学。他自述"广求方书，远自农轩，近至国朝著述诸家，约共搜阅百余种"。古往今来，源流本末，这么大的范围，真可谓"众里寻他千百度"，"独上高楼，望断天涯路"了。

归去来兮！闱试不第之后，先生渐渐专心致志于医了。"绝知此事要躬行"，他十余年"临症者几无虚日"，辨证辨药，孜孜矻矻。其勤笃实验情形，张铭勋《先祖锡纯公传略》中有所例举，而先生著作中呈现在读者眼前的，也满是殚精竭虑，鞠躬尽瘁的身影。古来医谚云"千方易得，一效难求"，临床实践，是医家的第一要务吧？不然，先生贡献给世人的数以百计的效验方剂从何而来呢？又何以风行近百年而至今不衰呢？

19世纪，中国内忧外患，风雨飘摇。西风东渐，有志之士欲求科学强国，救亡图存。1897年，先生年近40岁自学代数、几何又及物理、化学、生物学等，成为1904年科举废除后盐山唯一能讲授代数、几何的教员。"苟日新，日日新，又日新。"先生睁开眼睛看世界，学问由古到今至此又由中到外了。而敢为天下先的维新精神、先驱精神则使人感受到了民族和社会的希望所在。

然而，怎样对待中外之学又有着种种的不同态度。就医学而言，当时主张废除中医者有之，视西医为异端者有之。即使倡导汇通者，也各有执为主次的差异。先生"年过三旬始见西人医书，颇喜其讲解新异多出中医之外"，但"研究功深，乃知西医新异之理，原多在中医包括之中"，因而力行汇通，命诊所为"中西汇通医社"，但汇通的方略是——衷中参西。

衷中，参西。我总觉得这是救中医于颠覆的智慧思想，是方向。昨天是，今天是，明天也是。且二者不可或缺，不可错位。但须小心，这方向也常常被有意无意、有声无声、时而貌似创新、时而俨然尊古地扭曲抑或忽视，无论是昨天、今天，还是明天。

先生说："人生有大愿力，而后有大建树……故学医者，为身家温饱计则愿力小，为济世活人计则愿力大。"愿力，原是佛教用语，即誓愿的力量，多指善愿功德之力。先生"济世活人"的"大愿力"，显然不仅仅是慈悲怜悯的菩萨心肠，而是忧国忧民、救国救民的家国情怀。他的诗句做了最好的注脚："自命生平愿不凡，良医良相总空谈。坎坷无碍胸怀阔，遭际常怜国运艰。""神州倏忽变沧桑，骤雨狂风几莫当。时事怆怀增感慨，天心搔首竟苍茫。""独有拳拳消未尽，同胞病瘁系私衷。"他把书斋命名为"志诚堂"，就是把这"大愿力"贴成了座右铭了。张锡纯之为张锡纯，"良有以也"！

于是人们看到了一样样的建树：从戎做军医正，创办中医院做院长，著书立说筹资发行，开诊所带门徒，为医学报刊撰写文稿，办函授医校广育人才……

还有，前些天偶然浏览到先生舅舅家表兄弟的裔孙刘氏写的《张锡纯先生轶事》，说先生乳名张新，参加了 1899 年兴起的义和团运动。中外反动势力残酷镇压义和团时，先生避难躲在大仁村外祖父家，并在村里学堂任塾师，至今学舍仍在。还说先生帮助打算开业行医的表兄弟设计制作了药橱，药橱至今还使用着，就在黄骅镇仁村卫生院云云。这一年，先生四十岁，壮年成熟。"虽千万人，吾往矣。"反帝爱国，义薄云天！这浓墨重彩的一笔是不能落下的。还有那学舍，那药橱，也应该采取点儿什么保护措施吧？赶紧的。

然而，先生最大的建树还是中医药学的理论和经验。诸如大气下陷、升陷汤、生石膏、山萸肉、变通白虎汤、卫生防疫宝丹，不胜枚举。他影响了几代中医人，而且还将继续影响下去。高山仰止，景行行止，为民族振兴计，为民众健康计，为中医事业计，我们有责任继承、发扬、传播、普及先生的学术思想，并且也得是赶紧的。

先生不算古远，音容宛在。但时过境迁，医学理论、临床实际、语言文字都发生了一些变化，加之先生对医药又有那么多与众不同的独特见识和经验，这使得当代人特别是初学者研读先生著作有点费力了。先从小处做起，于是我们决计注释、提点、评析先生的著作，给学习、运用者提供方便。

感谢人民卫生出版社编辑的精心策划，感谢若干同好慨然担当、分头行动。我自己也虔诚敬畏地一再审读。倘若这套"助读"，能为读者学用先生著作帮一点点小忙，那就喜出望内了。

我们的修养有限，注评失当之处是难免的。在这儿，弱弱地请一句：有识之士，幸以教焉。

董尚朴

2016 年 3 月 18 日

先祖锡纯公传略

先祖名锡纯，字寿甫。清咸丰十年生于河北省盐山县张边务乡。自幼聪明，稍长入学，读诗及经史百家，能过目不忘。年十余岁，先曾祖拟试帖诗课，以"天宝宫人"命题，先祖诗中有"月送满宫愁"之句，先曾祖大加称赏。稍长，于读书之暇，兼习医理，能触类旁通，于古人言外之旨，别有会心。及长，临症既多，有所悟则随时记述成篇。自立新方，亦发明其所以然之故，且附验案于后。积久成《医学衷中参西录》八卷，以后屡次重印，屡次增加，即前三期合编是也。先祖临床用药，匠心独运，往往一方中用一药至数两，或仅以一二药为方，力取其专，见效尤捷，故对于药效体验尤深。因将个人独得之秘，为前人所未道者，逐味记述，又附常用西药于后，即《医学衷中参西录》第四期是也。是时，《奉天医学杂志》《上海中医杂志》《医界春秋》《杭州三三医报》《绍兴医学报》《山西医学杂志》《汉口中西医学杂志》《如皋医学报》《新加坡医学杂志》，均先后聘先祖为特约撰述。其稿散见于各志报者甚多，后乃汇为一编，即《医学衷中参西录》第五期是也。至其临床验案，或散见于各杂志，或藏于家，汇集而成《医学衷中参西录》第六期。晚年设国医函授学校于天津，预定讲义先著《伤寒》。是年先祖已七十有四，日间诊病，夜间写稿，辛劳交加，《伤寒》稿甫成，是秋乃一病不起。先君治丧毕，整理遗稿付印，为《医学衷中参西录》第七期。先祖自幼从先曾祖读书于家，稍长即教读于乡，兼研医学。为人治病，往往力排众议，独任其责，群医束手不治之症，先祖辄以大剂生之，远近咸服其胆识。辛亥以后，从戎赴武汉。民国七年去奉天，创设立达中医院。直奉战时，由奉回乡，悬壶于沧县。民国十七年，由沧县徙居天津。先祖一生治学重实验，甘遂、细辛、巴豆、硫磺、花椒之猛，皆亲尝以验其毒性。曾记先祖服花椒二三钱，肺不能吸而胸闷，饮凉水数碗，移时始解；口嚼服甘遂一二钱，未觉瞑眩，惟泻下水饮及凝痰少许，始悟降痰之力数倍于硝、黄，而为治狂之圣药；又曾煎服麻黄八钱，以验其发散之力；又体会气功吸升呼降之法，传授多人，愈疾尤伙。各处有志之士，多列入先祖之门，其尤著者：隆昌周禹锡，如皋陈爱棠、李慰农，通县高砚樵，祁阳王攻醒，深县张方舆，天津孙玉泉、李宝和，辽宁仲晓秋……皆卓然名于时。至于当时与先祖声气相孚之挚友，如汉口冉雪峰、嘉定张山雷、奉天刘冕堂、泰兴杨如侯、广东刘蔚楚、慈溪张生甫、吴县陆晋笙诸先生，皆一时硕彦。先祖于时贤中，独心折冉雪峰先生渊博，以为不可及。先祖一九三三年八月谢世时，铭勋年方十七八，昏昧无知，所闻于先君及先祖及门诸君子者，略如是。至如先祖一生为学术奋斗之精神，及治学方针，张君方舆所撰《事略》较为详尽，附录于后。　盐山张铭勋述

盐山名医张锡纯先生事略

呜呼！吾师盐山张先生既殁二十一年矣！其独心孤诣之学，卓荦不羁之行，迄今犹在人耳目。第恐历悠久而不彰也，于是坤谨举所知，述之如次。先生讳锡纯，字寿甫，姓张氏。先世由山东诸城徙居河北，遂为盐山县人。曾祖汝霞，祖荼，父彤元，皆厚德有声庠序。先生幼而颖悟，弱冠补博士弟子员，于六经诗文、天元数学，皆精研深究，尤邃易理。顾性任侠好义，若不知贫富贵贱可择而取也。丁父丧，哀毁骨立，秉遗训专心治医学，于《本经》、《内》、《难》、仲景书，寝馈有年。其临症也，化裁古方，独出新意。读《灵》《素》悟得大气之源，制升陷汤，能起膏肓之疾。会西医输入，治中医者多愤慨，先生则抱其精华以翼吾道，取其药物以入吾方，不主故常，乃相得而益彰也。辛亥革命后，应德州驻军统领黄君之聘，为军医正，移师武汉，载誉与俱。内政部长刘君，尤器重之，民国七年设立达医院于沈阳，延先生以为之长。中医之有院，实自此始。西医难治之症，经先生救疗，则多立起，称之者扬溢海内。而海内医学报刊，争列先生之名以为重。先生与江西陆晋笙、杨如侯，广东刘蔚楚，同负盛名，为"医林四大家"；又与慈溪张生甫，嘉定张山雷，为"名医三张"。晚年隐居天津，以著述课徒娱老。教门弟子，力辟医不叩门之谬说。故先生诊病，有疑义难遽断定者，辄翻书箱，或绕室往复不能休。既有所悟，虽昏夜立命车诣病家，携药督煎，维护达旦，盖每救人于殁服已具之顷。先生精心于医，辨症之慎，历四十余年如一日。著述等身，而稿多散佚，行于世者有《医学衷中参西录》二十九卷，《种菊轩诗草》一卷。先生卒于公元一九三三年农历八月八日，春秋七十有四。其年九月，葬盐山张边务祖茔，夫人王氏祔焉。子三：荫潮、荫沆、荫润，女一，适刘某。孙四：铭盛、铭勋、铭凯、铭尧。荫潮治医，胆识过人，有父风焉；铭勋好学，能席祖若父业。先生殁时，有卢俊升者哭甚哀，众劝止，且问之。俊升曰：我籍豫中，幼年孤苦无所依，义父怜我，抚育二十余年，为我授室，令自立门户，始得有今日。闻者亦为泪下。先生殁逾五年，荫潮以心疾卒。翌年，天津洪水没其居，先生之遗书荡然尽矣，而海内求先生书者，遂不可得。坤亲炙于先生，不敢自谓能传先生学术之百一，思先生之教泽甚深，因诠次先生之事实，冀述医学史者，有以采览焉。　　公元一九五四年六月，弟子张坤谨述

目
录

目 录

序

今之研究医学、著书立说者多矣。而其所著之书，诚能推之四海而准，传之千秋可法者，原旷世不一见也。吾师张寿甫先生，盐山名儒，自弱冠研究经学，于书无所不读，而又兼通医学。初志本期以注疏五经名世，后慨医学颓废，人多夭枉，遂专注重医学，以振兴中华医学为己任。著《医学衷中参西录》一书，出版三次，每次增加二十余万言，不胫而走，风行海内，远至台湾、香港，亦多有购此书者。宜《山西医学杂志》称为"医学中第一可法之书"也。近时各省所立医学校，多以此书为讲义；各处医学社会所出志报，又莫不以得登先生撰著为荣。即依编《如皋医学报》，亦蒙先生时惠鸿篇。若先生者，诚执全国医坛之牛耳者也。近因四方学者，见先生医学迥异恒流，而函催四期《医学衷中参西录》者日益加多。先生感同人热忱，鸠集数年撰著约三十余万言，卷帙浩繁，付梓不易，乃分为三种：曰《药物讲义》、曰《医论》、曰《医案》。今先出《药物讲义》为四期版，于中西药物皆备其要，而于中药尤能独辟新义，发千古所未发，于生平得力之处，尽情批露无遗，足见先生嘉惠医林之意至为深切矣。侬也不才，自惭失学，每一思之，辄觉汗颜。幸祖遗薄田数顷，躬耕余暇时，研究书画、诗文、医学，多泛览，无师承。迩来，书，师郑先生海藏；画，师林先生畏庐；诗，师吴先生东图；医，即师我寿甫先生。然诗文、书画即不佳，亦无甚关重，医学则人命所关，故又三致意焉。幸蒙我师时惠教言，因得稍识医学门径，他日有成，终不敢忘先生之赐也。侬愧不文，勉为之序。

癸亥季冬如皋门生李慰农敬序于如不及斋

例言

一、此书为四期《医学衷中参西录》，因专讲中西药物，是以又名《药物讲义》。

二、《医学衷中参西录》共出版四次，其二期、三期版，皆即原本增加，故三期之中一期、二期皆备。至此四期，则各自为书，不增加于三期之中，而实于三期互相发明。

三、此书中药，于常用之品亦未多备，非略也。盖凡所载者，皆自抒心得，于寻常讲解之外，另有发明。其不能另有发明者，虽常用之药亦不载。

四、此书中药，未详地道及成色优劣，因诸家本草，于此等处，皆详载之，出书非为初习本草者设，为精研药性者设，故不载也。

五、此书于西药，无多发明，以愚原非西药专家，不过于紧要之药，略录数十味，间附以论说，思为中医欲兼学西医者之嚆矢。

六、此书无论中西药品，凡所言之气味，与他书不同者，皆自尝试而得，以求药味之实际，非敢妄为改易也。

七、中药大抵宜食前服，西药则皆宜食后服，以其性多剧烈之品，故不宜空腹服之。

八、西药为其剧烈，所以少服，少服又恐药力不能接续，所以皆宜日服数次，至药下未明言者，亦应如此服法。

九、用西药，即宜用西药分量。书中所谓瓦，系中量二分六厘四毫。其作一·○式者，一瓦也；作一○·○式者，十瓦也；作一○○·○式者，百瓦也。点上为整数，故皆足一瓦以上之数。至不足一瓦之分数，则皆在点下，作○·一式者，十分之一瓦也；其作○·五式者，十分瓦之五也即半瓦；作○·○五式者，百分瓦之五也。盖按算数之定式，原点上为整数，点下为分数也。

十、荜澄茄中西药中皆有之，而此书载于西药之中，因西人论此药功用与中说不同，且其所论之功用，又确实可以征信，至购此药时，又必购于西药房中，用之方效。盖此药在中药为备用之药,皆陈腐不堪用,而西人最习用之,且所制之末又精工也。

十一、斯书前曾出版于民纪十三年,今已尽售,因即原版,增加药味,讲论若干,出再版,故名为《增广衷中参西录·四期》,所以别于初出之版也。

医学衷中参西录第四期第一卷

石膏解

石膏之质，中含硫氧，是以凉而能散，有透表解肌之力。外感有实热者，放胆用之，直胜金丹。《神农本经》谓其微寒，则性非大寒可知；且谓其宜于产乳，其性尤纯良可知[1]。医者多误认为大寒而煅用之，则宣散之性变为收敛点豆腐者必煅用，取其能收敛也，以治外感有实热者，竟将其痰火敛住，凝结不散，用至一两即足伤人，是变金丹为鸩毒也[2]。迨至误用煅石膏偾（fèn，破坏）事，流俗之见，不知其咎在煅不在石膏，转谓石膏煅用之其猛烈犹足伤人，而不煅者更可知矣。于是一倡百和，遂视用石膏为畏途，即有放胆用者，亦不过七八钱而止。夫石膏之质甚重，七八钱不过一大撮耳。以微寒之药，欲用一大撮扑灭寒温燎原之热，又何能有大效？是以愚用生石膏以治外感实热，轻证亦必至两许；若实热炽盛，又恒重用至四五两、或七八两，或单用，或与他药同用，必煎汤三四茶杯，分四五次徐徐温饮下，热退不必尽剂。如此多煎徐服者，欲以免病家之疑惧，且欲其药力常在上焦、中焦，而寒凉不至下侵致滑泻也[3]。盖石膏生用以治外感实热，断无伤人之理。且放胆用之，亦断无不退热之理。惟热实脉虚者，其人必实热兼有虚热，仿白虎加人参汤之义，以人参佐石膏亦必能退热。特是药房轧细之石膏多系煅者，即方中明开生石膏，亦恒以煅者充之，因煅者为其所素备，且又自觉慎重也[4]。故凡用生石膏者，宜买其整块明亮者，自监视轧细凡石质之药不轧细，则煎不透方的。若购自药房中难辨其煅与不煅，迨将药煎成，石膏凝结药壶之底，倾之不出者，必系煅石膏，其药汤即断不可服[5]。

按语： 如何鉴别生石膏与煅石膏，张锡纯给出了方法，但此方法需要通过煎煮进行判断，费时费力。此处介绍《中国中医药报》提供的一种较简便方法：取石膏粉末 3～5g，加水 2～4ml，搅拌均匀，放置 10 分钟，若呈干性黏度团块状者是熟石膏，而呈湿性散渣状

[1] 破疑见的之言，当从其说。

[2] 指出石膏用法的不同直接决定了是金丹还是鸩毒。

[3] 明示不同情况下石膏的用量，服用方法及应用意图。此为石膏应用的核心内容。

[4] 强调医者当明药，熟悉药物供应规则。

[5] 指出了生、煅石膏的辨别方法。

者，则为生石膏。

[**附案**] 长子荫潮，七岁时，感冒风寒，四五日间，身大热，舌苔黄而带黑。孺子苦服药，强与之即呕吐不止。遂单用生石膏两许，煎取清汤，分三次温饮下，病稍愈。又煎生石膏二两，亦徐徐温饮下，病又见愈。又煎生石膏三两，徐徐饮下如前，病遂痊愈。夫以七岁孺子，约一昼夜间，共用生石膏六两，病愈后饮食有加，毫无寒中之弊，则石膏果大寒乎？抑微寒乎？此系愚初次重用石膏也。故第一次只用一两，且分三次服下，犹未确知石膏之性也。世之不敢重用石膏者，何妨若愚之试验加多以尽石膏之能力乎？[1]

同邑友人赵厚庵之夫人，年近六旬，得温病，脉数而洪实，舌苔黄而干，闻药气即呕吐。俾（bǐ，使）单用生石膏细末六两，以作饭小锅不用药甑（zèng，古代蒸饭的一种瓦器），恐有药味复呕吐煎取清汤一大碗，恐其呕吐，一次只温饮一口，药下咽后，觉烦躁异常，病家疑药不对证。愚曰："非也，病重药轻故也。"饮至三次，遂不烦躁，阅（经过）四点钟尽剂而愈。

同邑友人毛仙阁之三哲嗣（对他人之后的敬称）印棠，年三十二岁，素有痰饮，得伤寒证，服药调治而愈。后因饮食过度而复，服药又愈。后数日又因饮食过度而复，医治无效。四五日间，延（请）愚诊视，其脉洪长有力，而舌苔淡白，亦不燥渴，食梨一口即觉凉甚，食石榴子一粒，心亦觉凉。愚舍证从脉，为开大剂白虎汤方，因其素有痰饮，加清半夏数钱。其表兄高夷清在座，邑中之宿医也，疑而问曰："此证心中不渴不热，而畏食寒凉如此，以余视之虽清解药亦不宜用，子何所据而用生石膏数两乎？"答曰："此脉之洪实，原是阳明实热之证，其不觉渴与热者，因其素有痰饮湿盛故也。其畏食寒凉者，因胃中痰饮与外感之热互相胶漆，致胃腑转从其化，与凉为敌也。"仙阁素晓医学，信用愚言，两日夜间服药十余次，共用生石膏斤余，脉始和平，愚遂旋里。隔两日复来相迎，言病人反复甚

[1] 非只石膏，峻猛之品尽可仿此。

剧，形状异常，有危在顷刻之虑。因思此证治愈甚的，何至如此反复。即至相隔三里强，见其痰涎壅盛，连连咳吐不竭，精神恍惚，言语错乱，身体颤动，诊其脉平和无病，惟右关胃气稍弱。愚恍然会悟，急谓其家人曰："此证万无闪失，前因饮食过度而复，此次又因戒饮食过度而复也。"其家人果谓有鉴前失，数日之间，所与饮食甚少。愚曰："此无须用药，饱食即可愈矣。"其家人虑其病状若此，不能进食。愚曰："无庸如此多虑，果系由饿而得之病，见饮食必然思食。"其家人依愚言，时已届晚八句〔jù，用于时间的计量。表示点时，相当于"点"；表示时段时，相当于"个"（钟头）〕钟，至黎明进食三次，每次撙（zūn）节（撙节，调节；料理）与之，其病遂愈。

西药有安知歇貌林，又名退热冰。究其退热之效，实远不如石膏。盖石膏之凉，虽不如冰，而其退热之力，实胜冰远甚。邻村龙潭庄张叟，年过七旬，于孟夏（初夏，指农历四月）得温病，四五日间烦热燥渴，遣人于八十里外致冰一担，日夜放量食之，而烦渴如故。其脉洪滑而长，重按有力，舌苔白厚，中心微黄。投以白虎加人参汤，方中生石膏重用四两，煎汤一大碗，分数次温饮下，连进二剂，烦热燥渴痊愈。

又沈阳县尹（县长）朱霭（ǎi）亭夫人，年过五旬，于戊午季秋得温病甚剧。先延东医治疗，所服不知何药，外用冰囊以解其热。数日热益盛，精神昏昏似睡，大声呼之亦无知觉，其脉洪实搏指。俾将冰囊撤去，用生石膏细末四两，粳米八钱，煎取清汁四茶杯，约历十句钟，将药服尽，豁然顿醒。霭亭喜甚，命其公子良佐，从愚学医。

又友人毛仙阁夫人，年近七旬，于正月中旬，伤寒无汗。原是麻黄汤证，因误服桂枝汤，汗未得出，上焦陡觉烦热恶心，闻药气即呕吐，但饮石膏所煮清水及白开水亦呕吐。惟昼夜吞小冰块可以不吐，两日之间，吞冰若干，而烦热不减，其脉关前洪滑异常。俾用鲜梨片，蘸生石膏细末嚼咽之，遂受药不吐，服尽二两而病愈。

按语：张锡纯列出上述诸案的目的在于佐证石膏为微寒之品，非大寒之味，故临证之时不必碍于其大寒之说而不敢放胆用之。同时强调其虽为微寒之品，但清退外热之力甚佳，优于有退热冰之称的西药安知歇貌林。同时介绍了两种简便使用方法，一为单味煎水，一为用鲜梨片蘸生石膏细末嚼咽，充分体现了中药简、便、效、廉的特点。在赵厚庵夫人及毛仙阁之三哲嗣印棠两案中出现了病情"异常"，如不明石膏之性，恐将责石膏使用之误，而张锡纯细审病情给出了正确的解释和处理，充分体现出其医药学理论功底之深厚，同时以此两案示石膏使用中可能出现的变化，令后学在石膏使用中能知常达变。

石膏之性，又善清瘟疹之热。奉天[1]友人朱贡九之哲嗣文治，年五岁，于庚申立夏后，周身壮热，出疹甚稠密，脉象洪数，舌苔白厚，知其疹而兼瘟也。欲用凉药清解之，因其素有心下作疼之病，出疹后贪食鲜果，前一日犹觉疼，又不敢投以重剂。遂勉用生石膏、玄参各六钱，薄荷叶、蝉蜕各一钱，连翘二钱。晚间服药，至翌日午后视之，气息甚粗，鼻翅煽动，咽喉作疼，且自鼻中出血少许，大有烦躁不安之象。愚不得已，重用生石膏三两，玄参、麦冬带心各六钱，仍少佐以薄荷、连翘诸药，俾煎汤三茶盅，分三次温饮下。至翌日视之，则诸证皆轻减矣。然余热犹炽，其大便虽行一次，仍系燥粪，其心中犹发热，脉仍有力。遂于清解药中，仍加生石膏一两，连服二剂，壮热始退，继用凉润清毒之药，调之痊愈。

石膏之性，又善清咽喉之热。沧州友人董寿山，年三十余，初次感冒发颐（yí，面颊，腮）[2]，数日颔下颈项皆肿，延至膺（膺，yīng，胸。两乳之间，则为膺胸）胸，复渐肿而下。其牙关紧闭，惟自齿缝可进稀汤，而咽喉肿疼，又艰于下咽。延医调治，服清火解毒

[1] 奉天：即沈阳。1657 年（清顺治十四年）以"奉天承运"之意在沈阳古城区设奉天府。

[2] 发颐：指热性病后余毒结聚于颐颌之间的急性化脓性疾病。其特点是颐颌之间肿胀疼痛，张口受限，初起身热恶寒、肿如结核、微有热痛，以后脓肿渐渐增大，热痛亦加剧。本病相当于西医的急性化脓性腮腺炎。

[1] 虾蟆瘟：瘟疫的一种。又名大头风、时毒等。以头面部红肿为特征。表现为鼻面耳项咽喉间，皆赤肿无头，或结核有根，初则憎寒壮热，肢体重，头面俱痛，目不能开，上喘，咽喉不利，甚则堵塞不能食饮，舌干口燥，或恍惚不宁。治宜普济消毒饮、通圣消毒散等。外用三黄二香散（黄连、黄柏、生大黄、乳香、没药）。

[2] 病有轻重，药有相应，纵是名家，亦有用药不甚相宜之时，但大方向不会有误。治后善思，深明药理，自明用药是否相宜，亦是名家与庸工之别。

之药数剂，肿热转增。时当中秋节后，淋雨不止，因病势危急，冒雨驱车三十里迎愚诊治。见其颔下连项，壅肿异常，状类时毒疮家有时毒证，抚之硬而且热，色甚红，纯是一团火毒之气，下肿已至心口，自牙缝中进水半口，必以手掩口，十分努力方能下咽。且痰涎壅滞胸中，上至咽喉，并无容水之处，进水少许，必换出痰涎一口。且觉有气自下上冲，时作呃逆，连连不止，诊其脉洪滑而长，重按有力，兼有数象。愚曰："此病俗所称虾蟆瘟[1]也，毒热炽盛，盘踞阳明之府，若火之燎原，必重用生石膏清之，乃可缓其毒热之势。"从前医者在座，谓"曾用生石膏一两，毫无功效。"愚曰："石膏乃微寒之药，《本经》原有明文，如此热毒，仅用两许，何能见效。"遂用生石膏四两，金线重楼此药须色黄、味甘、无辣味者方可用，无此则不用亦可、清半夏各三钱，连翘、蝉蜕各一钱为咽喉肿甚，表散之药，不敢多用，煎服后，觉药停胸间不下，其热与肿似有益增之势，知其证兼结胸，火热无下行之路，故益上冲也。幸药房即在本村，复急取生石膏四两、生赭石三两，又煎汤徐徐温饮下，仍觉停于胸间。又急取生赭石三两、蒌仁二两、芒硝八钱，又煎汤饮下，胸间仍不开通。此时咽喉益肿，再饮水亦不能下，病家惶恐无措。愚晓之曰："我所以亟亟连次用药者，正为此病肿势浸（渐渐）增，恐稍迟缓，则药不能进，今其胸中既贮如许多药，断无不下行之理，药下行则结开便通，毒火随之下降，而上焦之肿热必消矣。"时当晚十句钟，至夜半药力下行，黎明下燥粪数枚，上焦肿热觉轻，水浆可进。晨饭时，牙关亦微开，服茶汤一碗。午后，肿热又渐增。抚其胸，热犹烙手，脉仍洪实。意其燥结必未尽下，遂投以大黄六钱、芒硝五钱，又下燥粪兼有溏粪，病遂大愈。而肿处之硬者，仍不甚消，胸间抚之犹热，脉象亦仍有余热。又用生石膏三两，金银花、连翘各数钱，煎汤一大碗，分数次温饮下，日服一剂，三日痊愈。按此证二次即当用芒硝、大黄[2]。

石膏之性，又善清头面之热。愚在德州时，一军士年二十余，得瘟疫，三四日间，头面悉肿，其肿处皮肤内含黄水，破后且溃烂，身上间有斑点。闻人言此证名大头瘟，其溃烂之状，又似瓜瓤瘟，最不易治。惧甚，求为诊视。其脉洪滑而长，舌苔白而微黄，问其心中，惟觉烦热，嗜食凉物。遂晓之曰："此证不难治，头面之肿烂，周身之斑点，无非热毒入胃，而随胃气外现之象，能放胆服生石膏可保痊愈。"遂投以拙拟青盂汤方载三期七卷，系荷叶一个用周遭边，生石膏一两，羚羊角二钱，知母六钱，蝉蜕、僵蚕、金线重楼、粉甘草各钱半，方中石膏改用三两，知母改用八钱，煎汁一大碗，分数次温饮下，一剂病愈强半，翌日于方中减去荷叶、蝉蜕，又服一剂痊愈。

按语：石膏乃清热之良药，但热有部位之异，张锡纯据其临床经验认为，石膏善清瘟疹之热、清咽喉之热、清头面之热。细观之这些均为在表在上阳分之热，故知石膏乃清阳分热之要药。治热可散、可清、可下，故于临证之时要辨识明晰，当散则散，以火郁发之之法；当清则清，或甘寒、或苦寒以清之；当下则下，以苦寒或咸寒之品下之。董寿山案中张锡纯明确指出自身在用药中出现了错误，当下之时未及时用大黄、芒硝之品而用石膏等清之，而致病证的恢复延迟，虽未影响整体治疗，但也反映出药证之间必须丝丝入扣，方能效如桴鼓。

外感痰喘，宜投以《金匮》小青龙加石膏汤[1]。若其外感之热，已入阳明之府，而小青龙中之麻、桂、姜、辛诸药，实不宜用。曾治奉天同善堂中孤儿院刘小四，年八岁。孟秋患温病，医治十余日，病益加剧。表里大热，喘息迫促，脉象洪数，重按有力，知犹可治。问其大便，两日未行，投以大剂白虎汤，重用生石膏二两半，用生山药一两以代方中粳米。且为其喘息迫促，肺中伏邪，又加薄荷叶一钱半以清之。俾煎汤两茶盅，作两次温饮下，一剂病愈强半，又服一剂痊愈。

又邑（yì，旧指县）北境于常庄于某，年四十余，

[1] 小青龙加石膏汤：即麻黄、桂枝、细辛、芍药、半夏、石膏、干姜、五味子、甘草。功能解表化饮，清热除烦。

为风寒所束，不得汗，胸中烦热，又兼喘促，医者治以苏子降气汤，兼散风清火之品，数剂，病益进。诊其脉，洪滑而浮，投以拙拟寒解汤方载三期五卷，系生石膏一两，知母八钱，连翘、蝉蜕各钱半，须臾（片刻），上半身即出汗，又须臾，觉药力下行，其下焦及腿亦皆出汗，病若失。

用生石膏以退外感之实热，诚为有一无二之良药。乃有时但重用石膏不效，必仿白虎加人参汤之义，用人参以辅之，而其退热之力始大显者，兹详陈数案于下，以备参观。

伤寒定例，汗、吐、下后，用白虎汤者加人参，渴者用白虎汤亦加人参。而愚临证品验以来，知其人或年过五旬，或壮年在劳心劳力之余，或其人素有内伤，或禀赋羸弱，即不在汗、吐、下后与渴者，用白虎汤时，亦皆宜加人参[1]。曾治邑城西傅家庄傅寿朋，年二十，身体素弱，偶觉气分不舒。医者用三棱、延胡等药破之，自觉短气，遂停药不敢服。隔两日忽发喘逆，筋惕肉动（筋肉跳动抽搐），精神恍惚。脉数至六至，浮分摇摇，按之若无。肌肤甚热，上半身时出热汗。自言心为热迫，甚觉怔忡（病人自觉心中剧烈跳动的一种症状）。其舌上微有白苔，中心似黄。统观此病情状，虽陡发于一日，其受外感已非一日，盖其气分不舒时，即受外感之时，特其初不自觉耳。为其怔忡太甚，不暇取药，急用生鸡子黄四枚，温开水调和，再将其碗置开水盆中，候温服之，喘遂止，怔忡亦见愈。继投以大剂白虎加人参汤，方中生石膏用三两，人参用六钱，更以生怀山药代方中粳米，煎汤一大碗，仍调入生鸡子黄三枚，徐徐温饮下，尽剂而愈。

又邑北六间房王姓童子，年十七，于孟夏得温病。八九日间呼吸迫促，频频咳吐，痰血相杂。其咳吐之时疼连胸肋，上焦微嫌发闷。诊其脉确有实热，而数至七至凡用白虎汤者，见脉数至七至或六至有余者，皆宜加参，摇摇无根。盖其资禀素弱，又兼读书劳心，其受外感又甚

[1] 临证时当知常达变，方能彰显医道之妙。

剧，故脉象若是之危险也。为其胸肋疼闷，兼吐血，拟用白虎加人参汤，以生山药代粳米，而人参不敢多用。方中之生石膏仍用三两，人参用三钱，又加竹茹、三七捣细冲服各二钱，煎汤一大碗，徐徐温饮下，一剂血即止，诸病亦见愈。又服一剂痊愈。用三七者，不但治吐血，实又兼治胸胁之疼也[1]。

寒温之证，最忌舌干，至舌苔薄而干，或干而且缩者，尤为险证。而究其原因，却非一致，有因真阴亏损者，有因气虚不上潮者，有因气虚更下陷者，皆可治以白虎加人参汤，更以生山药代方中粳米，无不效者。盖人参之性，大能补气，元气旺而上升，自无下陷之虞。而与石膏同用，又大能治外感中之真阴亏损。况又有山药、知母以濡润之乎？若脉象虚数者，又宜多用人参，再加玄参、生地滋阴之品，煎汤四五茶盅，徐徐温饮下。一次只饮一大口，防其寒凉下侵，致大便滑泻。又欲其药力息息上达，升元气以生津液。饮完一剂，再煎一剂，使药力昼夜相继，数日火退舌润，其病自愈。曾治一邻村刘姓童子，年十三岁，于孟冬（冬季的第一个月，即农历十月）得伤寒证，七八日间，喘息鼻煽动，精神昏愦，时作谵语，所言皆劳力之事。其脉微细而数，按之无力。欲视其舌，干缩不能外伸。启齿视舌皮，若斑点，作黑色，似苔非苔，频饮凉水，毫无濡润之意。愚曰：此病必得之劳力之余，胸中大气下陷，故津液不能上潮，气陷不能托火外出，故脉道淤塞，不然何以脉象若是，恣（zì，放纵，无拘束）饮凉水而不滑泻乎？病家曰：先生之言诚然。从前延医服药分毫无效，不知尚可救否。曰：此证按寻常治法，一日只服药一剂，即对证亦不能见效，听吾用药勿阻，定可挽回。遂用生石膏四两、党参、知母、生山药各一两，甘草二钱，煎汤一大碗，徐徐温饮下，一昼夜间连进二剂，其病遂愈。

仲景治伤寒脉结代者，用炙甘草汤[2]，诚佳方也。愚治寒温，若其外感之热不盛，遇此等脉，即遵仲景之法。若其脉虽代，而外感之热甚实者，宜用白虎加人

[1] 三七当为治胸胁疼痛之要药。

[2] 炙甘草汤本为治外感心悸而设，但实际临床应用应据其益气滋阴、通阳复脉之功效灵活用于内伤及外感疾病中。

参汤，若以山药代粳米，生地代知母更佳。有案详
《人参解》中，可参观。

按语：此部分内容首先强调了生石膏为退外感实
热独一无二之良药。如病机单纯，独用石膏即可取效。
但病机复杂时可随证选方如小青龙加石膏汤、寒解汤、
白虎加人参汤等。尤其明确指出了白虎加人参汤适用于
以下情况：其一，据伤寒定例，汗、吐、下后，用白虎
汤者加人参，或渴者用白虎汤亦加人参；其二，据其临
证经验，其人或年过五旬，或壮年劳心劳力有余，或素
有内伤，或禀赋羸弱，用白虎汤时，亦皆宜加人参；其
三，凡用白虎汤者，见脉数至七至或六至有余者，皆宜
加人参。

张锡纯明确指出寒温之证，最忌舌干，以及舌干形
成的原因无外真阴亏损、气虚不上潮、气虚下陷三个方
面，而皆可以白虎加人参汤治之。因为人参大能补气，
元气旺而上升，自无下陷之症。而与石膏同用，又大能
治外感中之真阴亏损。同时又有山药、知母滋润之品的
辅助。一方能兼三因，故为治寒温舌干之要方。

最后一段内容虽少，却为见的之谈，于临证当加以
重视。炙甘草汤为治伤寒脉结代之代表方。与本症相应
者主要是西医学的心肌炎，故对于心肌炎的治疗医者首
先考虑使用的多是炙甘草汤。但治疗效果并非尽如人
意，究其原因主要是失于辨证，对于阴血不足、阳气虚
弱之证，炙甘草汤用之不谬，若外感之热甚实者，宜用
白虎加人参汤，清热、益气、生津止渴，和表散热。

从来产后之证，最忌寒凉。而果系产后温病，心中
燥热，舌苔黄厚，脉象洪实，寒凉亦在所不忌。然所用
寒凉之药，须审慎斟酌，不可漫然相投也。愚治产后温
证之轻者，其热虽入阳明之府，而脉象不甚洪实，恒重
用玄参一两，或至二两，辄能应手奏效。若系剧者，必
用白虎加人参汤方能退热。然用时须以生山药代粳米、
玄参代知母，方为稳妥。处方编中"白虎加人参以山
药代粳米汤"下附有验案可参观。盖以石膏、玄参，

《本经》皆明言其治产乳，至知母条下则未尝言之，不敢师心自用也[1]。

[1]临床用药谨遵经旨，为后世树立典范。

铁岭友人吴瑞五精医学，尤笃信拙著《医学衷中参西录》中诸方，用之辄能奏效。其侄文博亦知医。有戚家延之治产后病，临行瑞五嘱之曰："果系产后温热、阳明胃府大实，非用白虎加人参汤不可，然用时须按《医学衷中参西录》中讲究，以生山药代粳米、玄参代知母，方为万全之策。审证确时，宜放胆用之，勿为群言所阻挠也。"及至诊视，果系产后温病，且证脉皆大实，文博遵所嘱开方取药，而药房皆不肯与，谓产后断无用石膏之理，病家因此生疑。文博辞归，病家又延医治数日，病势垂危，复求为诊治。文博携药而往，如法服之，一剂而愈。

又沧州友人董寿山曾治一赵姓妇，产后八九日，忽得温病，因误汗致热渴喘促，舌苔干黄，循衣摸床，呼索凉水，病家不敢与。脉弦数有力，一息七至。急投以白虎加人参汤，以山药代粳米，为系产后，更以玄参代知母。方中生石膏重用至四两，又加生地、白芍各数钱，煎汤一大碗，分四次温饮下，尽剂而愈。当时有知医者在座，疑而问曰："产后忌用寒凉，何以能放胆如此，重用生石膏，且知母、玄参皆系寒凉之品，何以必用玄参易知母乎？"答曰："此理俱在《医学衷中参西录》中。"因于行箧（qiè，小箱子。大曰箱，小曰箧）中出书示之，知医者观书移时，始喟（kuì，叹气的样子）然叹服。[2]

[2]此案不但示后学产后忌用寒凉之说不可盲从，而且点明玄参代替知母的应用思路，充分反映了张锡纯丰富的临床经验。

又铁岭门生杨鸿恩，曾治其本村张氏妇，得温病，继而流产。越四五日，其病大发。遍请医生，均谓温病流产，又兼邪热太甚，无方可治。有人告以鸿恩自奉天新归，其夫遂延为诊治。见病人目不识人，神气恍惚，渴嗜饮水，大便滑泻，脉数近八至，且微细无力，舌苔边黄中黑，缩不能伸。其家人泣问："此病尚可愈否？"鸿恩答曰："按常法原在不治之例，然予受师传授，竭吾能力，或可挽回。"为其燥热，又兼滑泻，先投以

《医学衷中参西录》滋阴清燥汤方见《山药解》，一剂泻止，热稍见愈。继投以大剂白虎加人参汤。为其舌缩，脉数，真阴大亏，又加枸杞、玄参、生地之类，煎汤一大碗，调入生鸡子黄三枚，分数次徐徐温饮下。精神清爽，舌能伸出，连服三剂痊愈。众人皆曰"神医"。鸿恩曰："此皆遵予师之训也，若拘俗说，产后不敢用白虎汤，庸（岂，怎么）有幸乎？特用白虎汤，须依汗、吐、下后之例加人参耳。予师《医学衷中参西录》中论之详矣。"

在女子有因外感之热内迫，致下血不止者，亦可重用白虎加人参汤治之。邻村泊北庄李氏妇，产后数日，恶露已尽，至七八日，忽又下血。延医服药，二十余日不止，其脉洪滑有力，心中热而且渴。疑其夹杂外感，询之身不觉热，舌上无苔，色似微白，又疑其血热妄行，投以凉血兼止血之药，血不止而热渴亦如故。因思此证实夹杂外感无疑，遂改用白虎加人参汤，方中生石膏重用三两，更以生山药代粳米，煎汤三盅，分三次温饮下，热渴遂愈，血亦见止，又改用凉血兼止血之药而愈。

按语：产后最忌寒凉，自古常理。俗语曰："产前一盆火，产后一块冰。"是对妇女生产前后的形象描述。但此只为一般规律，若产后外感温邪，则可出现一派热象，此时自不能囿于忌寒凉之说，故治疗中决不能形成定式思维，应坚守辨证论治的原则，依证施治，方可确保治之不失。张锡纯之所以敢于将石膏、玄参用于产后之证，在于《神农本草经》明言其治产乳，而知母、玄参同为寒凉之品，弃知母不用则因《神农本草经》未有明言。由此可知张锡纯用药谨遵经旨，不离法度，为后世学人树立了典范。在白虎汤的使用中，以生山药代粳米是张锡纯之独创性认识，其原由张锡纯后有详述，此不赘述。杨鸿恩治张氏妇案，正是对前述寒温之证，出现舌缩险证而仍可用石膏为治的一个验证。杨鸿恩依据张锡纯的理论认识以白虎汤加人参汤辅以大滋真阴之品治疗而收全功，从临床角度证实了张锡纯的理论完全正确。

　　痢证身热不休，服一切清火之药，而热仍不休者，方书多诿（wěi，推托）为不治。夫治果对证，其热焉有不休之理？此乃因痢证夹杂外感，其外感之热邪，随痢深陷，弥漫于下焦经络之间，永无出路，以致痢为热邪所助，日甚一日而永无愈期。夫病有兼证，即治之宜有兼方也，斯非重用生石膏更助以人参以清外感之热不可。

　　曾治邑诸生[1]王荷轩，年六十七，于中秋得痢证，医治二十余日不效。后愚诊视，其痢赤白胶滞下行，时觉肠中热而且干，小便亦觉发热，腹中下坠，并迫其脊骨尽处亦下坠作疼，且眩晕，其脉洪长有力，舌有白苔甚厚。愚曰："此外感之热，挟痢毒之热下迫，故现种种病状，非治痢兼治外感不可。"遂用生石膏二两，生杭芍八钱，生怀山药六钱，野党参五钱，甘草二钱。此即白虎加人参汤以芍药代知母、山药代粳米也此方载三期三卷，名通变白虎加人参汤。煎汤两茶盅，分二次温饮下，日进一剂，两日痊愈。而脉象犹有余热，拟再用石膏清之，病家疑年高之人，石膏不可屡服。愚亦应聘他往，后二十余日其痢复作。延他医治疗，于治痢药中，杂以甘寒濡润之品，致外感余热永留不去，其痢虽愈，屡次反复。延至明年季夏，反复甚剧，复延愚诊治，其脉象病证皆如前。因谓之曰："去岁若肯多服生石膏数两，何至有以后屡次反复，今不可再留邪矣。"仍投以原方，连服三剂病愈，而脉亦安和。

　　按：此证两次皆随手奏效者，诚以石膏得人参之助，能使深陷之热邪，徐徐上升外散，消解无余。加以芍药、甘草，以理下重腹疼，山药以滋阴固下，所以热消而痢亦愈也。又此证因初次外感之热邪未清，后虽经屡次服凉药清解，其热仍固结莫解。迨蓄至期年之久，热邪勃然反复，必俟连次重用生石膏，始能消解无余。因悟得凡无新受之外感，而其脉象确有实热，屡服凉药不效，即稍效而后仍反复者，皆预有外感邪热伏藏其中，均宜重用生石膏清之，或石膏与人参并用以清之

[1] 经验之谈，临证时当细参之。

[2] 张锡纯为中西汇通学派的代表医家，并不否定西医的作用，但认为西医亦存在不足，当以中医之理补之。

也。不然，则外邪留滞，消铄真阴，经年累月而浸成虚劳者多矣[1]。志在活人者，何不防之于预，而有采于刍荛（chúráo，乡野间见闻不多、无知浅陋的人，此指庸工）之言也。

又表兄张申甫之妻高氏。年五十余，素多疾病。于季夏晨起偶下白痢，至暮十余次。秉烛后，忽然浑身大热，不省人事，循衣摸床，呼之不应。其脉洪而无力，肌肤之热烙手。知其系气分热痢，又兼受暑，多病之身不能支持，故精神昏愦如是也。急用生石膏三两，野党参四钱，煎汤一大碗，徐徐温饮下。至夜半尽剂而醒，痢亦遂愈。诘朝（清晨）煎渣再服，其病脱然。

上所载痢证医案二则，皆兼外感之热者也。故皆重用生石膏治之，非概以其方治痢证也。拙著《医学衷中参西录》中，治痢共有七方，皆随证变通用之，确有把握。前案所用之方，乃七方之一也。愚用此方治人多矣，脉证的确，用之自无差忒（tè，差错）也。

尝观丁仲佑所译东人（东洋人，即日本人）《赤痢新论》，有医案二则，一为宫野某女，一为田中某女，皆痢而兼瘟。身发剧热，心机亢进，脉搏百一十至，神昏谵语。若投以拙拟重用生石膏之方皆可随手奏效，乃东人不知治瘟但知治痢，致二证皆至不起。夫著《赤痢新论》者，为志贺洁，系东人，著名医学博士，能于痢证中考验出阿米巴赤痢，谓起于热带而渐及于温带、寒带。其痢毒为动物之菌，寄居人腹。为其为慢性之痢，且为动物之菌，故其治法与寻常赤痢不同治法详三期三卷。其研究痢证可谓精矣，而竟于痢而兼瘟之证研究未到，诚以东人崇尚西法，不善治瘟且不知用石膏，故于痢证兼瘟者犹一间未达也。[2]

按语：痢，古称"滞下"。据病因、症状表现不同可分为赤痢、白痢、赤白痢、噤口痢、久痢、休息痢等。痢证虽多，张锡纯明确提出据其治痢七方，随证变通用之，则痢不难治。下面简述其治痢七方：①化滞汤（生杭芍、当归、山楂、莱菔子、甘草、生姜），治下痢赤白，腹疼，里急后重初起者。若服药后病未痊愈，继服后方。②燮（xiè）理汤（生山药、金银花、生杭芍、牛蒡子、甘草、黄连、肉桂），治下痢服前药未痊愈者。若下痢已数日，亦可径服此汤。又治噤口痢。③解毒生化丹（金银花、生杭芍、粉甘草、三七、鸦胆子），治痢久郁热生毒，肠中腐烂，时时切疼，后重。所下多似烂炙，且有腐败之臭。④天水涤肠汤（生山药、滑石、生杭芍、潞党参、白头翁、粉甘草），治久痢不愈，肠中浸至腐烂，时时切疼，身体因病久羸弱者。⑤通变白头翁汤（生山药、白头翁、秦皮、生地榆、生杭芍、甘草、旱三七、鸦胆子），治热痢下重腹疼，及患痢之人，从前曾有阿片之嗜好者。⑥三宝粥（生山药、三七、鸦胆子），治痢久，脓血腥臭，肠中欲腐，兼下焦虚惫，气虚滑脱者。⑦通变白虎加人参汤（生石膏、生杭芍、生山药、人参、甘草），治下痢，或赤、或白、或赤白参半，下重腹疼，周身发热，服凉药而热不休，脉象确有实热者。鸦胆子的化瘀解毒之力甚强，治痢有奇效，故解毒生化丹、通变白头翁汤、三宝粥三方中均用之。

疟疾虽在少阳，而阳明兼有实热者，亦宜重用生石膏。曾治邻村李酿泉，年四十许，疟疾间日一发，热时若燔，即不发之日亦觉表里俱热。舌燥口干，脉象弦长，重按甚实。此少阳邪盛，阳明热盛，疟而兼温之脉也。投以大剂白虎汤加柴胡三钱，服后顿觉清爽。翌晨（次日早晨）疟即未发，又煎服前剂之半，加生姜三钱，温疟从此皆愈。至脉象虽不至甚实，而按之有力，常觉发热懒食者，愚皆于治疟剂中，加生石膏两许以清之，亦莫不随手奏效也。

且重用石膏治疟，亦非自愚昉（fǎng，起始）也。袁简斋曰："丙子九月，余患疟，饮吕医药，至日昃（zè，太阳偏西）忽呕吐，头眩不止。家慈抱余起坐，觉血气自胸愤起，性命在呼吸间。忽有征友赵藜村来访，家人以疾辞。曰：'我解医。'乃延入诊脉看方，笑曰：'容易。'命速买石膏，加他药投之。余甫饮一勺，如以千钧之石，将肠胃压下，血气全消。未半盂，沉沉睡去，头上微汗，朦胧中闻先慈喈（jiè，赞叹）曰：'岂非仙丹乎？'睡须臾醒，君犹在座。问：'思西瓜否？'曰：'想甚。'即买西瓜。曰：'凭君尽量，我去矣。'食片许，如醍醐灌顶，头目为清。晚食粥。次日来曰：'君所患者阳明经疟，吕医误为太阳经，以升麻、羌活二味升提之，将君气血逆流而上，惟白虎汤可治，然亦危矣。'"详观此案，石膏用之得当，直胜金丹，诚能挽回人命于顷刻也。[1]

[1] 生石膏多认为属大寒之品，而张锡纯承《神农本草经》之说，认为为微寒之品，有透表解肌之力，对于外感有实热者，放胆用之，直同金丹，此案可谓最好的例证。

按语： 疟疾，古称为瘴气。民间又称冷热病、打摆子。蚊子叮咬是疟疾传染的主要途径。因此，防蚊灭蚊在本病预防中起着重要作用。寒冷、高热、出汗是本病症状的三部曲。根据寒热往来发作的时间可分为一日疟（恶性疟）、间日疟、三日疟。一日疟每天发作1次，间日疟2天发作1次，三日疟3天发作1次。发作的时间既可在白天，又可在夜晚。《医宗金鉴》概括为："气虚则日发，血虚则夜发。"从六经辨证角度看，六经均可见疟疾症状：①足太阳疟：往来寒热，伴有腰痛，头痛重，遍身骨痛，小便短赤，先寒后热，热退，汗出多；②足阳明疟：往来寒热，伴有头痛，鼻干，渴欲引饮，不得眠，先寒，洒渐寒甚，久乃热，甚则烦躁，畏日月火光，热退，汗出；③足少阳疟：往来寒热，伴有口苦，耳聋，胸胁痛或呕，身体倦怠不耐烦，见人惕惕然，寒不甚，热不甚，热多，汗出甚；④足太阴疟：往来寒热，伴有不乐，善太息，不欲食，先寒后热，热过汗出而已，热甚者口渴；⑤足少阴疟：往来寒热，伴有腰痛，脊强口渴，呕吐，小便短赤，寒从下起，寒少热多，其病难已；⑥足厥阴疟：往来寒热，伴有腰痛，少腹满，小便不利，易恐，善太息，先寒后热，甚则色苍如欲死，头痛而渴。但中医认为，疟疾主要发生在少阳，故临床上多从少阳论治。张锡纯于此重点强调了阳明实热之疟疾当重用石膏，确有桴鼓之效。当然，随着制药技术的提高，如今青蒿素在疟疾的治疗中已经发挥了不可取代的作用。

石膏之性，又善治脑漏。方书治脑漏之证，恒用辛夷、苍耳。然此证病因，有因脑为风袭者，又因肝移热于脑者。若因脑为风袭而得，其初得之时，或可用此辛温之品散之，若久而化热，此辛温之药即不宜用，至为肝移热于脑，则辛温之药尤所必戒也。近治奉天大西关溥（pǔ）源酱房郭玉堂，得此证半载不愈。鼻中时流浊涕，其气腥臭，心热神昏，恒觉眩晕。其脉左右皆弦而有力，其大便恒干燥，知其肝移热于脑，其胃亦移热于脑矣。恐其病因原系风袭，先与西药阿斯必林瓦许以发其汗，头目即觉清爽。继为疏方，用生石膏两半、龙胆草、生杭芍、玄参、知母、花粉各四钱，连翘、金银花、甘草各二钱，薄荷叶一钱。连服十剂，石膏皆用两半，他药则少有加减，其病遂脱然痊愈。

又奉天测量局护兵某，得此证七八日，其脉浮而有力，知其因风束生热也。亦先用阿斯必林瓦许汗之。汗后，其鼻中浊涕即减，亦投以前方，连服三剂痊愈。[1]

《本经》谓石膏能治腹痛，诚有效验。曾治奉天清丈局司书刘锡五腹疼，三年不愈。其脉洪长有力，右部尤甚，舌心红而无皮，时觉头疼眩晕，大便干燥，小便黄涩，此乃伏气[2]化热，阻塞奇经之经络，故作疼也。为疏方：生石膏两半，知母、花粉、玄参、生杭芍、川楝子各五钱，乳香、没药各四钱，甘草二钱，一剂疼愈强半。即原方略为加减，又服数剂痊愈。

又愚弱冠后出游津门，至腊底还里，有本村刘氏少年，因腹疼卧病月余，昼夜号呼，势极危险。延医数人，皆束手无策。闻愚归，求为诊视。其脉洪长有力，盖从前之疼犹不至如斯，为屡次为热药所误，故疼益加剧耳。亦投以前方，惟生石膏重用二两，一剂病大轻减。后又加鲜茅根数钱，连服两剂痊愈。盖此等证，大抵皆由外感伏邪窜入奇经，久而生热。其热无由宣散，遂郁而作疼。医者为其腹疼，不敢投以凉药，甚或以热治热，是以益治益剧。然证之凉热，脉自有分，即病人细心体验，

[1] 上述两案所治之内外证，皆用石膏，虽病不同，但脉象或弦而有力，或浮而有力，均说明石膏以风邪袭表、内有郁热最为适用。

[2] 病证名，又称伏气温病。凡初起不见表证，而先见里热甚至血分热证者为伏气温病，如春温和伏暑。

亦必自觉。临证者尽心询问考究，自能得其实际也。

按语： 脑漏，鼻腔时流涕液之证，即鼻渊。《景岳全书·鼻证》云："鼻渊证，总由太阳督脉之火，甚者上连于脑，而津津不已，故又名为脑漏。"对于本病的病因及症状，《医醇賸义·脑漏》指出："脑漏者，鼻如渊泉，涓涓流涕，致病有三：曰风也，火也，寒也。鼻为肺窍，司呼吸以通阳，贼风侵入，随吸入之气上彻于脑，以致鼻窍不通，时流清涕，此风伤之脑漏也。阳邪外烁，肝火内燔，鼻窍半通，时流黄水，此火伤之脑漏也。冬月邪寒，感冒重阴，寒气侵脑，鼻窍不通，时流浊涕，此寒伤之脑漏也。"张锡纯提出因风者可重用辛夷、苍耳等辛温之药治之，因火者重用石膏则为正治。如因风生热者则可依衷中参西的思路治之。即先以阿斯必林（可取临床发汗药代之）取汗以散外风，再以石膏清热。

腹痛一证临床极常见，且导致腹痛的原因很多，可因寒凝、血瘀、实热、食积、虫积等形成。张锡纯提出《神农本草经》强调石膏能治腹痛，但不能认为石膏对所有腹痛均有治疗效果。石膏善治伏气化热或热郁之腹痛。结合前述石膏善清瘟疹之热、清咽喉之热、清头面之热，可知石膏所治之症甚多，但均不离石膏的清热之性。通过对张锡纯所列医案认真学习，细心体悟石膏清热特点，于临证时自可将石膏应用得"出神入化"。

石膏之性，又最宜与西药阿斯必林并用。盖石膏清热之力虽大，而发表之力稍轻。阿斯必林之原质，存于杨柳树皮津液中，味酸性凉，最善达表，使内郁之热由表解散，与石膏相助为理，实有相得益彰之妙也[1]。如外感之热，已入阳明胃腑，其人头疼，舌苔犹白者，是仍带表证。愚恒用阿斯必林一瓦合中量二分六厘四毫，白蔗糖化水送服以汗之。迨其汗出遍体之时，复用生石膏两许，煎汤乘热饮之宜当汗正出时饮之，在表之热解，在里之热亦随汗而解矣[2]。若其头已不疼，舌苔微黄，似无表证矣，而脉象犹浮，虽洪滑而按之不实者，仍可

《医学衷中参西录》临证助读系列 药论分册

[1] 指出了外有表邪、内有郁热证石膏的配伍方法，为中西医汇通提供了可行的思路和方法。

[2] 指出了清内里之热时石膏的服法。

用阿斯必林汗之。然宜先用生石膏七八钱，或两许，煮汤服之，俾热势少衰，然后投以阿斯必林，则汗既易出，汗后病亦易解也。若其热未随汗全解，仍可徐饮以生石膏汤，清其余热。不但此也，若斑疹之毒，郁而未发，其人表里俱热，大便不滑泻者，可用生石膏五六钱，煎汤冲服阿斯必林半瓦许，俾服后，微似有汗，内毒透彻，斑疹可全然托出。若出后壮热不退，胃腑燥实，大便燥结者，又可多用生石膏至二三两许，煎汤一大碗约有三四茶杯，冲阿斯必林一瓦，或一瓦强，一次温饮数羹匙。初饮略促其期，迨热见退，或大便通下，尤宜徐徐少饮，以壮热全消，仍不至滑泻为度。如此斟酌适宜，斑疹无难愈之证矣。石膏与阿斯必林，或前后互用，或一时并用，通变化裁，存乎其人，果能息息与病机相赴，功效岂有穷哉。

西人、东人，治热性关节肿疼，皆习用阿斯必林。治关节肿疼之挟有外感实热者，又必与石膏并用，方能立见奇效。奉天陆军参谋长赵海珊之侄，年六岁。脑后生疮，漫肿作疼，继而头面皆肿，若赤游丹毒。继而作抽掣，日甚一日。复至周身僵直，目不能合，亦不能瞬，气息若断若续，吟呻全无。其家人以为无药可治，待时而已。阅两昼夜，形状如故，试灌以勺水，似犹知下咽。因转念或犹可治，而彼处医者，咸皆从前延请而屡次服药无效者也。其祖父素信愚，因其向患下部及两腿皆肿，曾为治愈。其父受瘟病甚险，亦舁（yú，抬）至院中治愈。遂亦舁之来院相距十里许，求为诊治。其脉洪数而实，肌肤发热。知其夹杂瘟病，阳明腑证已实，势虽垂危，犹可挽回。遂生石膏细末四两，以蒸汽水煎汤两茶杯，徐徐温灌之。周（历经，经过）十二时剂尽，脉见和缓，微能作声。又用阿斯必林瓦半，仍以汽水所煎石膏汤，分五次送下，限一日夜服完。服至末二次，皆周身微见汗，其精神稍明了，肢体能微动。从先七八日不食，且不大便，至此可少进茶汤，大便亦通下矣。继用生山药细末煮作稀粥，调以白蔗糖，送服阿斯必林三分瓦之一，日两次，若见有热，即间饮汽水所煮石膏汤。又以蜜调黄连末，少加薄荷冰，敷其头面肿处，生肌散敷其疮口破处，如此调养数日，病势减退，可以能言。其左边手足仍不能动，试略为屈伸，则疼不能忍。细验之，关节处皆微肿，按之觉疼，知其关节之间，因外感之热而生炎也。遂又用鲜茅根煎浓汤无鲜茅根可代以鲜芦根，调以白蔗糖，送服阿斯必林半瓦，日两次。俾服药后周身微似有汗，亦间有不出汗之时，令其关节中之炎热，徐徐随发表之药透出。又佐以健补脾胃之药，俾其多进饮食。如此旬（十日为一旬）余，左手足皆能运动，关节能屈伸，以后饮食复常，停药勿服，静养半月，行动如常矣。此证共用生石膏三斤，阿斯必林三十瓦，始能完全治愈。愚用阿斯必林治热性关节肿疼者多矣，为此证最险，故详记之。

丁仲佑《西药实验谈》载，东人用阿斯必林治愈关节急性偻麻质斯即热性关节肿疼之案甚伙，而其证之险，皆远逊于此证。若遇此证，不能重用生石膏，尚有何药能与阿斯必林并用，以挽回此极险之证乎？彼欲废弃中药者，尚其详观此案也。

按语： 张锡纯以石膏与阿斯必林合用为例提出中西医汇通之法。通过张锡纯的分析可以看出，石膏与阿斯必林两药合用形成了一个简便效廉的解表清里的方剂。通过二药合用之例，我们于临床上可师其意，变通使用，将石膏与治外感的西药合用，治疗外感实热病证。

上所录诸案，其为证不同，然皆兼有外感热实者也。乃有其人纯系内伤，脏腑失和，而前哲具有特识，亦有重用石膏者。徐灵胎曰："嘉兴朱宗臣，以阳盛阴亏之体，又兼痰凝气逆。医者以温补治之，胸膈痞塞，而阳道痿。群医谓脾肾两亏，将恐无治，就余于山中。余视其体，丰而气旺，阳升而阴不降，诸窍皆闭。笑谓之曰：'此为肝肾双实证[1]，先用清润之药，加石膏以降其逆气，后以消痰开胃之药涤其中宫，更以滋肾强阴之药镇其元气，阳事即通。'五月后，妾即怀孕，得一

[1] 阳道痿多由肝肾两虚引起，此论颇新。

女，又一年复得一男。"

近治奉天南市场俊记建筑公司经理王海山，其证亦与前案朱宗臣之病相似。愚师徐氏之意，亦先重用生石膏以清其痰火，共服药十余剂痊愈。海山年四十余，为无子，纳宠数年，犹未生育，今既病愈，想亦育麟不远矣。

吴鞠通曰："何叟年六十二岁，手足拘挛。误服桂、附、人参、熟地等补阳，以致面赤，脉洪数，小便闭，身重不能转侧，手不能上至鬓，足蜷曲，丝毫不能转侧移动。细询病情，因纵饮食肉而然。所谓'湿热不攘，大筋软短，小筋弛长，软短为拘，弛长为痿'者也。与极苦通小肠、淡渗利膀胱之方，用生石膏八两，飞滑石一两，茯苓皮六钱，桑枝、防己各五钱，晚蚕砂、龙胆草各四钱，穿山甲、胡黄连、洋芦荟、杏仁、地龙各三钱，白通草二钱，煮三碗，分三次服，日尽一剂。至七日后，小便红黑而浊。半月后手渐动，足渐伸。一月后下床，扶桌椅能行。四十日后走至檐前，不能下阶。又半月始下阶。三月后能行四十步，后因痰饮，用理脾肺之药收功。"杨华轩南皮人，清同治时太医院医官曰："同邑某氏室女，周身拘挛，四肢不能少伸，年余未起床矣。诊其脉，阳明热甚，每剂药中必重用生石膏以清阳明之热，共用生石膏四斤，其病竟愈。"观此二案，石膏治外感兼治内伤，功用何其弘哉。

按语：石膏之性微寒，可用其清热，而其质为石，有重镇之性，故亦可用其降逆。于逆气兼实热者最宜用之。阳痿之证多为虚损之故，但亦不乏兼实热者，故以石膏对证治疗，可得桴鼓之效。不可认为阳痿之证只宜用补。拘挛之证，亦多阴虚不能滋养筋脉所致，但细责原由，除湿热、阴虚外又可因风、湿、阳虚等所致。故《黄帝内经》云："诸暴强直，皆属于风"、"诸痉项强，皆属于湿"、"阳气者，精则养神，柔则养筋"。

穷极石膏之功用，恒有令人获意外之效者。曾治奉天大西关马姓叟，年近六旬，患痔疮，三十余年不愈。后因伤寒证，热入阳明之府，投以大剂白虎汤数剂，其

[1] 石膏虽为至平之物，但应用合理，则可得至效。痔疮为临床常见之病，但究其原因甚众，此案主因必是热盛所致，故用石膏可获良效。

病遂愈，痔疮竟由此除根。[1]

又治奉天商埠局旁吕姓幼童。年五六岁，每年患眼疾六七次，皆治于东人医院。东人谓此关于禀赋，不能除根。后患瘟疹，毒热甚恣，投以托毒清火之品。每剂中用生石膏两半，病愈后，其眼疾亦从此不再反复。

又友人张少白，曾治京都阎姓叟。年近七旬，素有劳疾，发则喘而且嗽。于冬日感冒风寒，上焦烦热，劳疾大作，痰涎胶滞，喘促异常。其脉关前洪滑，按之有力。少白治以生石膏二两以清时气之热，因其劳疾，加沉香五钱，以引气归肾。且以痰涎太盛，石膏能润痰之燥，不能行痰之滞，故又借其辛温之性，以为石膏之反佐也。一日连服二剂，于第二剂加清竹沥二钱，病若失。劳疾亦从此除根永不反复。夫劳疾至年近七旬，本属不治之证，而事出无心，竟以重用石膏治愈之，石膏之功用，何其神哉。愚因闻此案，心有会悟，拟得治肺劳黄芪膏方载处方编中，其中亦用生石膏，服者颇有功效。

寒温阳明府病，原宜治以白虎汤。医者畏不敢用，恒以甘寒之药清之，遇病之轻者，亦可治愈，而恒至稽留余热甘寒药滞泥，故能闭塞外感热邪，变生他证。迨至病久不愈，其脉之有力者，仍可用白虎汤治之，其脉之有力而不甚实者，可用白虎加人参汤治之。曾治奉天中街内宾升靴铺中学徒，年十四五，得劳热喘嗽证。初原甚轻，医治数月，病势浸增，医者诿谓不治，遂来院求为诊视。其人羸弱已甚，而脉象有力，数近六至，疑其有外感伏热，询之果数月之前，曾患瘟病，经医治愈。乃知其决系外感留邪，问其心中时觉发热，大便干燥，小便黄涩。遂投以白虎加人参汤，去粳米加生怀山药一两，连服数剂，病若失。见者讶为奇异，不知此乃治其外感，非治其内伤，而能若是之速效也。

《内经》谓："冬伤于寒，春必病温。"是言伏气为病也。乃有伏气伏于膈膜之下《内经》所谓，横连膜原也，逼近胃口，久而化热，不外发为温病，转上透膈膜，熏蒸肺脏，致成肿病者。若其脉有力，亦宜重用生石膏治之。曾治奉天小南关赵某，年四十许。始则发热懒食，继则咳嗽吐痰腥臭，医治三月，浸至不能起床。脉象滑实，右脉尤甚伏邪之热，亦如寒温之脉，多右盛于左，舌有黄苔，大便数日一行。知系伏气为病，投以大剂白虎汤，以生山药代粳米，又加利痰解毒之品，三剂后病愈强半。又即其方加减，服至十余剂痊愈。

又有伏气下陷于奇经诸脉中，久而化热，其热亦不能外发为温，有时随奇经之脉上升者；在女子又有热入血室而子宫溃烂者，爰（yuán，于是）录两案于下以证之。[1]

安东尉之凤，年二十余。时觉有热，起自下焦，上冲脑部。其脑部为热冲激，头巅有似肿胀，时作眩晕，心中亦时发热，大便干燥，小便黄涩。经医调治，年余无效。求其处医士李亦泉寄函来问治法，其开来病案如此。且其脉象洪实，饮食照常，身体亦不软弱。知其伏有外感热邪，因其身体不弱，俾日用生石膏细末四两，煮水当茶饮之，若觉凉时即停服。后二十余日，其人忽来奉，言遵示服石膏六七斤，上冲之热见轻，而大便微溏，因停药不服。诊其脉仍然有力，问其心中仍然发热，大便自停药后即不溏矣。为开白虎加人参汤，方中生石膏重用三两，以生怀山药代粳米，连服六七剂，上冲之热大减，因出院还家。嘱其至家，按原方服五六剂，病当除根矣。

南皮张文襄公第十公子温卿夫人，年三十余。十年前，恒觉少腹切疼。英女医谓系子宫炎证，用药数次无效。继乃谓此病如欲除根，须用手术剖割，将生炎之处其腐烂者去净，然后敷药能愈。病人惧而辞之。后至奉，又延东女医治疗，用坐药兼内服药，数年稍愈，至壬戌夏令，病浸增剧，时时疼痛，间下脓血。癸亥正初，延愚诊治。其脉弦而有力，尺脉尤甚。自言疼处觉热，以凉手熨之稍愈。上焦亦时觉烦躁。恍悟此证，当系曾受外感热入血室。医者不知，治以小柴胡汤加石膏，外感虽解，而血室之热未清。或伏气下陷，入于血室，阻塞气化，久而生热，以致子宫生炎，浸至溃烂，脓血下注。为疏方，用金银花、乳香、没药、甘草以解

[1] 对于伏气为病是否存在多有争议，此处张锡通过实例对其进行了阐释。

其毒，天花粉、知母、玄参以清其热，复本小柴胡汤之义，少加柴胡提其下陷之热上出，诸药煎汤，送服三七细末二钱，以化腐生新。连服三剂，病似稍轻，其热仍不少退。因思此证，原系外感稽留之热，非石膏不能解也。遂于原方中加生石膏一两，后渐加至二两，连服数剂，热退强半，疼亦大减。遂去石膏，服数剂渐将凉药减少，复少加健胃之品，共服药三十剂痊愈。后在天津治冯氏妇此证，亦用此方。中有柴胡，即觉脓血不下行，后减去柴胡，为之治愈。

按语： 经张锡纯临床实践所得，石膏不但可以治疗外感实热证，且能治疗痔疮、久不愈之眼疾、劳疾外感、阳明经证、伏气伏于膈膜之下化热者、伏气陷于奇经化热者、外感热入血室等热伏之证。温卿夫人医案中所列治子宫炎证方（金银花、乳香、没药、甘草、天花粉、知母、玄参、柴胡、三七、生石膏）治疗思路清晰，选药精当，全盘兼顾，当为后世宗法。

愚临证四十余年，重用生石膏治愈之证当以数千计。有治一证用数斤者，有一证而用至十余斤者，其人病愈之后，饮食有加，毫无寒胃之弊。又曾见有用煅石膏数钱，其脉即数动一止，浸至言语迟涩，肢体痿废者；有服煅石膏数钱，其胸胁即觉郁疼，服通气活血之药始愈者。至于伤寒瘟疫、痰火充盛，服煅石膏后而不可救药者尤不胜纪。世之喜用煅石膏者，尚其阅仆言而有所警戒哉。

或问：石膏一物也，其于煅与不煅何以若是悬殊？答曰：石膏原质为硫氧氢钙化合，为其含有硫氧氢，所以有发散之力，煅之则硫氧氢之气飞腾，所余者惟钙。夫钙之性本敛而且涩，煅之则敛涩之力益甚，所以辛散者变为收敛也。

或问：丁仲佑译西人医书，谓石膏不堪入药，今言石膏之效验如此，岂西人之说不足凭欤？答曰：石膏之原质为硫氧氢钙化合。西人工作之时，恒以硫氧钙为工作之料。迨工作之余即得若干石膏，而用之治病无效，以其较天产石膏，犹缺一原质，而不成其为石膏也。后用天产石膏，乃知其效验非常，遂将石膏及从前未信之中药两味，共列于石灰即钙基中，是故碳氧石灰牡蛎也，磷氧石灰鹿角霜也，硫氧氢石灰石膏也。其向所鄙弃者，今皆审定其原质而列为要药，西人可为善补过矣。何吾中华医界犹多信西人未定之旧说，而不知石膏为救颠扶危之大药乎？

《本经》谓石膏治金疮，是外用以止其血也。愚尝用煅石膏细末，敷金疮出血者甚效。盖多年壁上石灰，善止金疮出血，石膏经煅与石灰相近，益见煅石膏之不可内服也[1]。

按语：石膏煅与不煅其功效有天壤之别。生石膏辛、甘，微寒，归肺、胃经，具清热泻火、除烦止渴之功，可用于一切外感实热之证，因其味辛而散，故可将邪热外散而解。此亦为《素问·六元正纪大论》"火郁发之"之实例。煅石膏甘、辛、涩，寒，归肺、胃经，具有收湿、生肌、敛疮、止血之功，以外用为主，若服量稍大即可致气血失活，或可收敛外邪，甚有生命之忧。因此，临证之时，一定明确区分生、煅石膏之不同，因病施药，不可畏生石膏之寒而妄用煅石膏。

人参解

人参之种类不一，古所用之人参，方书皆谓出于上党，即今之党参是也[2]。考《本经》载，人参味甘，未尝言苦，今党参味甘，辽人参则甘而微苦，古之人参其为今之党参无疑也。特是党参之性，虽不如辽人参之热，而其性实温而不凉，乃因《本经》谓其微寒，后世之笃信《本经》者，亦多以人参之性果然微寒，即释古方之用人参者，亦本微寒之意以为诠解，其用意可谓尊经矣。然古之笃信《本经》而尊奉之者，莫如陶弘景。观其所著《名医别录》，以补《本经》所未备，谓人参能疗肠胃中冷，已不遵《本经》以人参为微寒可知。因此，疑年湮（yān，埋没）代远，古经字句或

[1] 虽煅石膏不可内服，但其外敷治疗金疮出血效佳，因此药无好坏，全在医者如何掌控。

[2] 明确提出古用人参即今之党参，为临床应用提供了指导。

有差讹，吾人生今之世，当实事求是，与古为新，今试即党参实验之，若与玄参等分并用，可使药性无凉热，即此可以测其热力矣此即台党参而言，若潞党参其热稍差[1]。然辽东亦有此参，与辽人参之种类迥别，为其形状性味与党参无异，故药行名之为东党参，其功效亦与党参同。至于辽人参，其补力热力皆倍于党参，而其性大约与党参相似，东人谓过服之可使脑有充血之病，其性补而上升可知。至化学家实验参之成分，谓中有灰色糖质，其能补益之力在此，不知所谓灰色糖质者，乃人参之所以能滋阴补血也。至人参补气之力，实倍于补血，特其补气之良能无原质可验，东人遂不信有补气之力。即其卓卓名医猪子氏，竟谓人参征诸病床上之实验，若在病危急时毫无作用，惟数日或数周间接续服之始觉营养稍佳。夫人参为救危扶颠之大药，原能于呼吸之间挽回人命，猪子氏犹昧而不知甚矣，医学之难也。方书谓人参不但补气，若以补血药辅之亦善补血。愚则谓，若辅以凉润之药即能气血双补，盖平其热性不使耗阴，气盛自能生血也。至《本经》谓其主补五脏，安精神，定魂魄，止惊悸，除邪气，明目，开心，益智，无非因气血充足，脏腑官骸各得其养，自有种种诸效也。

当时之习尚（习惯，风尚）虽皆珍重辽人参，然其品类不齐。野山自生者性近和平，而价值甚昂，原非常用之品。至种植之秧参，其性燥热，又不可轻用，以愚临证习用党参，辅佐得宜，自能挽回险证也。

凡药之性热而干燥者，恒生于热地，桂、附之生于川广者是也。物之性热而濡润者，恒生于寒地，人参之生于辽东山阴者是也[2]。盖其本性既热，若复生于热地，即不能保其濡润之津液也。且既名为人参，必能参赞（参与和调节）人身之气化而后名实相符，人身之气化，固阴阳俱备者也。彼因人参生于阴寒之地，而谓其偏于补阴者，于此义盖未之审也。

附：人参形状考

人参无论野山、移山、种秧，其色鲜时皆白，晒干

[1] 党参最早发现于上党郡（今山西省长治一带），故而得名。因上党郡为潞州，又称为潞党参；在五台山一带的野生党参，称"台党参"。

[2] 古人对本草药性的阐释方法和角度甚多，有从色、从味、从生境等诸多不同。此处从生境角度对药性之寒热进行了解释。这种方式有助于对药性的学习和记忆，但不能简单地认为此法适用于所有药物。如天山雪莲虽生于寒地，但确具有温热之性。

则红，浸以白冰糖水，晒干则微红，若浸之数次，虽晒干亦白矣。野山之参，其芦头生苗之处，亦名露土长而细，极长者可至二寸，细若韭莛（tíng，草本植物的茎），且多龃龉（jǔyǔ，不平正，参差不齐），有芦头短者则稍粗，至秧参之芦头，长不过七八分，其粗则过于箸矣。

人参之鲜者，皆有粗皮，制时用线七八条作一缕为弓弦，用此弦如拉锯状，来回将其粗皮磨去，其皮色始光润，至皮上之横纹以细密而深者为佳。野山之参一寸有二十余纹，秧参则一寸不过十余纹，且其纹形破裂，有似刀划，野山参之纹则分毫无破裂。然无论野参、秧参，其纹皆系生成，非人力所能为也。

人参之须以坚硬者为贵，盖野参生于坚硬土中，且多历岁月，其须自然坚硬；若秧参则人工种植，土松年浅，故其须甚软也。

至于野参之性温和、秧参之性燥热，人所共知，究其所以然之故，非仅在历年之浅深也。因种秧参者多撒砒石末于畦（qí，田园中分成的小区）中，以防虫蚁之损伤，参得砒石之气故甚燥热，是以愚于治寒温方中当用参者，从不敢投以秧参，恒以野党参代之，亦能立起沉疴。至于西洋参，多系用秧参伪制，此愚在奉目睹，用者亦当审慎也[1]。

山西党参，种植者多，野生者甚少。凡野生者其横纹亦如辽人参，种植者则无横纹，或芦头下有横纹仅数道，且种者皮润肉肥，野者皮粗肉松，横断之中心有纹作菊花形。其芦头以粗大者为贵，名曰狮头党参，为其历年久远，屡次自芦头发生，故作此形。其参生于五台山者名台党参，色白而微黄；生于潞州太行紫团山者名潞党参，亦名紫团参，色微赤而细。以二参较之，台党参力稍大，潞党参则性平不热，以治气虚有热者甚宜。然潞党参野生者甚少，多系人种植者，至辽东所出之党参为其形若党参，故俗名东党参，状若台党参，皆系野生，其功用与山西之野台党参相近。

按语：人参野生者称"山参"或"野山参"；栽培

者称"园参";播种在野生状态下自然生长的称"林下参",习称"籽海"。园参经晒干或烘干,称"生晒参";山参经晒干,称"生晒山参"。鲜根以针扎孔,再用糖水浸后晒干,称"糖参";用高温蒸汽蒸 2 小时直至全熟为止,干燥后除去参须,再压成不规则方柱状,称"红参"。红参与白参(生晒参)均有补虚、益气、强身、延年的功效,但略有不同。红参为温补之品,气味浓厚,微苦而甘,性温,功能偏于温养,主要用于脾肾虚寒、真阳衰微的证候;白参为清补之品,性味甘平,微苦稍寒,补气且能养阴,主要用于气阴两虚的证候。

[**附案**] 邑中泊庄高某,年四十许,于季春(春季的最后一个月,农历三月)得温病。屡经医者调治,大热已退,精神益惫,医者诿为不治。病家亦以为气息奄奄,待时而已。乃迟旬日,而病状如故,始转念或可挽回。迎愚诊视,其两目清白无火,竟昏愦不省人事,舌干如磋,却无舌苔,问之亦不能言,抚其周身皆凉,其五六呼吸之顷,必长出气一口,其脉左右皆微弱,至数稍迟,知其胸中大气因服开破降下药太过而下陷也。盖大气不达于脑中则神昏;大气不潮于舌本则舌干;神昏舌干,故问之不能言也;其周身皆凉者,大气陷后不能宣布营卫也;其五六呼吸之顷必长出气者,大气陷后胸中必觉短气,故太息以舒其气也。遂用野台参一两,柴胡二钱,煎汤灌之,一剂见轻,两剂痊愈。

外甥王竹孙,年二十时,卧病数月不愈,精神昏聩,肢体酸懒,微似短气,屡次延医服药,莫审病因,用药亦无效验。一日忽然不能喘息,张口呼气外出而气不上达,其气蓄极下迫,肛门突出,约二十呼吸之顷,气息方通,一昼夜间如是者八九次。诊其脉关前微弱不起,知其胸中大气下陷,不能司肺脏呼吸之枢机也。遂投以人参一两,柴胡三钱,知母二钱,一剂而呼吸顺,又将柴胡改用二钱,知母改用四钱,再服数剂,宿病亦愈。[1]

按:拙著《医学衷中参西录》治大气下陷多重用生黄芪,取其补气兼能升气也。而此案与前案皆重用参

[1] 上两案为大气下陷的代表性医案。气的下陷证,医者多知中气下陷,而对于大气之说虽《黄帝内经》即有,但关于大气下陷的症状及如何治疗,后世鲜有论述。张锡纯对大气下陷的症状和治疗方药给出了明确的表述,值得医者深入地学习和体会。

者，因一当外感之余，津液铄耗，人参兼能滋津液；一当久病之余，元气亏损，人参兼能固元气也。

沈阳县署科长某，患梅毒，在东人医院治疗二十余日，头面肿大，下体溃烂，周身壮热，谵语，不省人事，东人谓毒已走丹不可治。其友人警务处科员孙俊如，邀愚往东人院中为诊视。疑其证夹杂温病，遂用生石膏细末半斤，煮水一大瓶，伪作葡萄酒携之至其院中，托言探友，盖不欲东人知为疗治也。及入视病人，其头面肿而且红，诊其脉洪而实，知系夹杂温病无疑，嘱将石膏水徐徐温服。翌日又往视，其头面红肿见退，脉之洪实亦减半，而较前加数，仍然昏愦谵语，分毫不省人事。所饮石膏之水尚余一半，俾自购潞党参五钱，煎汤兑所余之石膏水饮之。翌日又往视之，则人事大清，脉亦和平。病人遂决意出彼院来院中调治，后十余日其梅毒亦愈。此证用潞党参者，取其性平不热也。

县治西曾家庄丁叟，年过六旬，于孟冬得伤寒证。五六日间，延愚诊视，其脉洪滑，按之亦似有力，表里俱觉发热，间作呻吟，气息微喘，投以白虎汤一剂，大热稍减。再诊其脉，或七八动一止，或十余动一止，两手皆然，重按无力，遂于原方中加人参八钱，兼师炙甘草汤亦名复脉汤中重用干地黄之意，以生地代知母，煎汁两茶杯，分二次温饮下，脉即调匀，且较前有力，而热仍如故。又将方中石膏加倍原方是二两倍作四两，煎汤一大碗，俾徐徐温饮下，尽剂而愈。

本村崔姓童子，年十一岁。其家本业农，因麦秋忙甚，虽幼童亦作劳田间，力薄不堪重劳，遂得温病。手足扰动，不能安卧，谵语不休。所言者，皆劳力之事。昼夜目不能瞑。脉虽有力却非洪实。拟投以白虎加人参汤。又虑小儿少阳之体，外邪方炽，不宜遽（jù。仓促）用人参，遂用生石膏两半、蝉蜕一钱。煎服后诸病如故，复来询方，且言其苦于服药，昨所服者呕吐将半。愚曰："单用生石膏二两，煎取清汤徐徐温饮之，即可不吐。"乃如言服之，病仍不愈。再为诊视，脉微热退，谵语益甚，精神昏昏，不省人事。急用野台参两半，生石膏二两，煎汁一大碗，分数次温饮下，身热脉起，目遂得瞑，手足稍安，仍作谵语。又于原渣加生石膏、麦冬各一两，煎汤两盅，分两次温饮下，降大便一次，其色甚黑，病遂愈。

按：治此证及上证之时，愚习用白虎汤，犹未习用白虎加人参汤也。经此两证后，凡其人年过六旬，及劳心劳力之余，患寒温证，而宜用白虎汤者必加人参[1]。且统观以上三案，未用参之先，皆病势垂危，甫加参于所服药中，即转危为安。用之得当，功效何其捷哉！

[1] 张锡纯临证心得秘法，宜珍视。

表兄王瑞亭年四十三岁，素吸鸦片，于仲冬（冬季的第二个月，即农历十一月）得伤寒证。两三日间，烦躁无汗。原是大青龙汤证，因误服桂枝汤，烦躁益甚。迎愚诊视，其脉关前洪滑，而两尺无力，遂投以大剂凉润之品，而少用透表和中之药佐之。因其尺脉不实，嘱其煎汤二茶杯，作十余次饮下，一次止温饮一大口，防其寒凉侵下焦也。病家忽愚所嘱，竟顿饮之，遂致滑泻数次，多带冷沫，上焦益烦躁，鼻如烟熏，面如火炙，其关前脉大于从前一倍，数至七至，知其已成戴阳之证。急用人参一两，煎汤兑童便半茶杯须用食盐酱童子之便，取其味咸能制参，置药杯于凉水盆中，候冷顿饮之，又急用玄参、生地、知母各一两，煎汤一大碗备用。自服参后，屡诊其脉，过半点钟脉象渐渐收敛，至数似又加数，遂急将备用之药炖极热，徐徐饮下，一次饮药一口，阅两点钟尽剂，周身微汗而愈。

吐血过多者，古方恒治以独参汤，谓血脱者先益其气也。然吐血以后，多虚热上升，投以独参汤恐转助其虚热，致血证仍然反复。愚遇此等证，亦恒用人参而以镇坠凉润之药辅之[2]。曾治邻村曾氏叟，年六十四岁，素有劳疾。因劳嗽过甚，呕血数碗，其脉摇摇无根，或一动一止，或两三动一止，此气血亏极将脱之候也。诊脉时，见其所咳吐者痰血相杂，询其从前呕吐之时，先觉心中发热。为疏方：用野台参三钱，生山药一两，生

[2] 张锡纯用药又一心法。

赭石细末八钱，知母六钱，生杭芍、牛蒡子各四钱，三七细末二钱药汁送服，方载三期三卷，名保元寒降汤，煎服一剂而血止，又服数剂，脉亦调匀。

人参之性，虽长于补，而有时善通。曾治邻村毛姓少年，伤寒已过旬日，阳明火实，大便燥结，原是承气汤证。然下不妨迟，愚对于此证，恒先用白虎汤清之，多有因服白虎汤大便得通而愈者。于是投以大剂白虎汤，一日连进二剂，至晚九句钟，火似见退而精神恍惚，大便亦未通行。诊其脉变为弦象，夫弦主火衰，亦主气虚，知其证清解已过，而其大便仍不通者，因其气分亏损，不能运行白虎汤凉润之力也。遂单用人参五钱煎汤俾服之，须臾大便即通，病亦遂愈。

受业（学生对老师的自称）张方舆按：此段所谓人参善通，乃气足而大便自下也，非具有开破之力也。盖肺与大肠为表里，其化机斡（wò，转）运之气贯通，肺气不降者，大便多不通畅，而肺气虚弱不能斡旋运行，大便亦不通。此证热已清，而大便又不下者，气虚故也。故得人参之补气，而大便遂通[1]。

按：凡服白虎汤后，大热已退，其大便犹未通者，愚恒用大黄细末一钱，或芒硝细末二钱，蜜水调服，大便即通。且通下即愈，断无降后不解之虞。而此证不用硝黄通其大便，转用人参通其大便，此《内经》所谓"塞因塞用"也。审脉无误，投药即随手奏效，谁谓中法之以脉断病者不足凭乎？

又按：此证气分既虚，初次即宜用白虎加人参汤，因火盛之时，辨脉未真，遂致白虎与人参前后分用，幸而成功。因此，自咎脉学之疏，益叹古人制方之精矣。

人参之性，用之得宜，又善利小便。曾治沧州刘姓媪（ǎo，年老的妇女），年过六旬，小便不利，周身皆肿。医者投以末药，下水数桶，周身肿尽消，言忌咸百日，盖方中重用甘遂也。数日肿复如故，一连服药三次皆然，此时小便滴沥全无，亦不敢再服前药。又延他医，皆以为服此等药愈后又反复者，断难再治，况其屡

[1] 大便不通为临床常见之症，原因甚多，或因热结，或因寒凝，或因气虚，或因气滞，或因肾虚等。而肾虚实际上又要辨析肾阴、肾阳、肾气之异。

次服药而屡次反复者乎？后延愚诊视，其脉数而无力，按之即无。因谓病家曰："脉数者阴分虚也，无力者阳分虚也。水饮缘三焦下达，必藉（借助）气化流通，而后能渗入膀胱出为小便。此脉阴阳俱虚，其气化必虚损，不能流通小便，所以滴沥全无也。欲治此证，非补助其气化而兼流通其气化不可。《易》有之'日往则月来，月往则日来，日月相推而明生焉；寒往则暑来，暑往则寒来，寒暑相推而岁成焉。往者屈也，来者信读作伸也，屈信相感而利生焉。'此天地之气化，即人身之气化也。"爰本此义以立两方。一方以人参为主，辅以麦冬以济参之热，灵仙以行参之滞，少加地肤子为向导，名之曰宣阳汤，以象日象暑；一方以熟地为主，辅以龟板以助熟地之润，芍药以行熟地之泥，亦少加地肤子为向导，名之曰济阴汤，以象月象寒。二方轮流服之，以象日月寒暑往来屈伸之义。俾先服济阴汤取其贞下起元也，服至三剂，小便见利。服宣阳汤亦三剂，小便大利。又接服济阴汤三剂，小便直如泉涌，肿遂尽消。

按语：此部分共列 9 案，虽均因虚而用参，但其表现各不相同，并非均现虚象，尤其毛姓少年和刘姓媪案，一为大便燥结，一为小便不利，均用参治愈，充分印证了《黄帝内经》"塞因塞用"之理。中医在治疗疾病的过程中常利用阴阳思辨模型指导临床实践，但对于初学中医者很难理解，更谈不上应用。在此，张锡纯以刘姓媪水肿案对如何应用给出了最好的诠释。

西洋参解

西洋参味甘微苦，性凉，能补助气分，兼能补益血分。为其性凉而补，凡欲用人参而不受人参之温补者，皆可以此代之。惟白虎加人参汤中之人参，仍宜用党参而不可代以西洋参，以其不若党参具有升发之力，能助石膏逐邪外出也。且《本经》谓人参味甘，未尝言苦，适与党参之味相符，是以古之人参，即今之党参，若西洋参与高丽参，其味皆甘而兼苦，故用于古方不宜也。

西洋参产于法兰西国,外带粗皮则色黄,去粗皮则色白,无论或黄或白,以多有横纹者为真。愚用此参,皆用黄皮多横纹者,因伪造者能造白皮西洋参,不能造黄皮西洋参也[1]。

[1] 指明了西洋参与人参、党参的鉴别应用。

按语:西洋参与党参相比,不具升发之力,故不能用于白虎加人参汤中。《补图本草备要》和《本草纲要拾遗》中已有西洋参药性的记载。西洋参与人参虽均能补气,但药性有凉温之别,人参提气助火,西洋参滋阴降火。因此,肺阴不足咳嗽喘促,胃燥津伤咽干口渴,或用人参易生火热者,最适宜用之。

黄芪解

黄芪性温,味微甘,能补气,兼能升气,善治胸中大气即宗气,为肺叶阖辟之原动力下陷。《本经》谓主大风者,以其与发表药同用,能祛外风,与养阴清热药同用,更能熄内风也。谓主痈疽、久败疮者,以其补益之力能生肌肉,其溃脓自排出也。表虚自汗者,可用之以固外表气虚。小便不利而肿胀者,可用之以利小便。妇女气虚下陷而崩带者,可用之以固崩带。为其补气之功最优,故推为补药之长,而名之曰耆也。

按语:原文均写作黄耆。《本草纲目》载:"耆,长也。黄耆色黄,为补者之长故名。"现通写作黄芪。黄芪最早在《神农本草经》中即有记载,故其药用历史迄今已有2000多年,为补气之主药。对其使用禁忌,《本草经疏》记述甚全,录之如下:"功能实表,有表邪者勿用;能助气,气实者勿用;能内塞,补不足,胸膈气闭、肠胃有积滞者勿用;能补阳,阳盛阴虚者忌之;上焦热盛,下焦虚寒者忌之;病人多怒,肝气不和者勿服;痘疮血分热甚者禁用。"黄芪和人参均属补气良药,但人参偏重于大补元气,益气固脱,常用于短气神疲,周身乏力,肢冷,汗出而多,脉微欲绝等气脱急症。黄芪之补则偏于走表，其升阳、固表、内托和利尿消肿等功效，人参则无。黄芪具有补而不滞的特点，临床常与党参、白术等配合以增强其补气之功。

[**附案**] 沧州程家林董氏女，年二十余。胸胁满闷，心中怔忡，动则自汗，其脉沉迟微弱，右部尤甚。为其脉迟，疑是心肺阳虚，询之不觉寒凉，知其为胸中大气下陷也[1]。其家适有预购黄芪一包，俾用一两煎汤服之。其族兄捷亭在座，其人颇知医学，疑药不对证。愚曰："勿多疑，倘有差错，余职其咎。"服后，果诸病皆愈。捷亭疑而问曰：《本经》"黄芪原主大风，有透表之力，生用则透表之力益大，与自汗证不宜，其性升而能补，有澎涨之力，与满闷证不宜，今单用生黄芪两许，而两证皆愈，并心中怔忡亦愈，其义何居？"答曰："黄芪诚有透表之力，气虚不能逐邪外出者，用于发表药中，即能得汗，若其阳强阴虚者，误用之则大汗如雨不可遏抑。惟胸中大气下陷，致外卫之气无所统摄而自汗者，投以黄芪则其效如神。至于证兼满闷而亦用之者，确知其为大气下陷，呼吸不利而作闷，非气郁而作闷也。至于心与肺同悬胸中，皆大气之所包举，大气升则心有所依，故怔忡自止也。"[2]董生闻之，欣喜异常曰："先生真我师也。"继加桔梗二钱、知母三钱，又服两剂以善其后。

奉天大东关于氏女，年近三旬，出嫁而孀，依于娘门。其人善英文英语，英商之在奉者，延之教其眷属。因病还家，夜中忽不能言，并不能息。其同院住者王子岗系愚门生，急来院扣门求为挽救。因向曾为诊脉，方知其气分甚弱，故此次直断为胸中大气下陷，不能司肺脏之呼吸，是以气息将停而言不能出也。急为疏方，用生箭芪一两，当归四钱，升麻二钱，煎服，须臾即能言语。翌晨，舁至院中，诊其脉沉迟微弱，其呼吸仍觉气短，遂用原方减升麻之半，又加山药、知母各三钱，柴胡、桔梗各钱半此方去山药，即拙拟升陷汤，载处方编中四卷专治大气下陷，连服数剂痊愈。

按：此证脉迟而仍用知母者，因大气下陷之脉，大

[1] 寥寥数语指出了心肺阳虚与大气下陷证的区别。当细参之。

[2] 黄芪味甘性温，具升补两性，故胸中大气下陷所致闷症最宜。

《医学衷中参西录》临证助读系列 药论分册

抵皆迟，非因寒凉而迟也。用知母以济黄芪之热，则药性和平，始能久服无弊[1]。

　　一妇人产后四五日，大汗淋漓，数日不止，形势危急，气息奄奄，其脉微弱欲无。问其短气乎？心中怔忡且发热乎？病人不能言而颔之。知其大气下陷，不能吸摄卫气，而产后阴分暴虚，又不能维系阳分，故其汗若斯之脱出也。遂用生黄芪六钱，玄参一两，净萸肉、生杭芍各五钱，桔梗二钱。一剂汗减，至三剂诸病皆愈。从前五六日未大便，至此大便亦通下。

　　邑六间房庄王氏女，年二十余，心中寒凉，饮食减少，延医服药，年余无效，且益羸瘦。后愚诊视，其左脉微弱不起，断为肝虚证。其父知医，疑而问曰："向延医诊治，皆言脾胃虚弱，相火衰损，故所用之方皆健脾养胃，补助相火，曾未有言及肝虚者，先生独言肝虚，但因左脉之微弱乎？抑别有所见而云然乎？"答曰："肝脏之位置虽居于右，而其气化实先行于左，试问病人，其左半身必觉有不及右半身处，是其明征也。"询之，果觉坐时左半身下坠，卧时不敢向左侧，其父方信愚言，求为疏方。遂用生黄芪八钱，柴胡、川芎各一钱，干姜三钱，煎汤饮下。须臾左侧即可安卧，又服数剂，诸病皆愈。惟素有带证尚未除，又于原方加牡蛎数钱，服数剂带证亦愈。其父复疑而问曰："黄芪为补肺脾之药，今先生用以补肝，竟能随手奏效，其义何居？"答曰："同声相应，同气相求，孔子之言也。肝属木而应春令，其气温而性喜条达，黄芪之性温而上升，以之补肝原有同气相求之妙用。愚自临证以来，凡遇肝气虚弱不能条达，用一切补肝之药皆不效，重用黄芪为主，而少佐以理气之品，服之覆杯即见效验，彼谓肝虚无补法者，原非见道之言也。"

　　《本经》谓黄芪主大风者，诚有其效。奉天铁岭傅光德夫人，年二十余。夏日当窗寝而受风，觉半身麻木，其麻木之边，肌肉消瘦，浸至其边手足若不随用。诊其脉，左部如常，右部似有郁象，而其麻木之边适在

[1] 人之病在于阴阳之偏，而药物亦有偏性，故中医治疗的核心思想是以药物之偏纠人身之偏，强调复其阴阳。但药物某方面的偏性有时与病无益，则需抑之，因而出现了药物的多种配伍使用方法。此处黄芪性温能益，于气虚而无寒热之偏者，虽能益气但易生热，故用知母以制其热。形成了黄芪配知母的使用经验。

右，知其经络为风所袭不能宣通也。为疏方，用生黄芪一两，当归八钱，羌活、知母、乳香、没药各四钱，全蝎二钱，全蜈蚣三条，煎汤服一剂见轻，又服两剂痊愈。

《本经》谓黄芪主久败疮，亦有奇效。奉天高等师范书记张纪三，年三十余。因受时气之毒，医者不善为之清解，转引毒下行，自脐下皆肿，继又溃烂，睾丸露出，少腹出孔五处，小便时五孔皆出尿。中西医者皆以为不可治，遂舁之至院中求为治疗，惴惴惟恐不愈。愚晓之曰："此证尚可为，非多服汤药，俾其自内长肉以排脓外出不可。"为疏方，生黄芪、花粉各一两，乳香、没药、银花、甘草各三钱，煎汤连服二十余剂。溃烂之处，皆生肌排脓外出，结疤而愈，始终亦未用外敷生肌之药。

又在德州时，有军官张宪宸夫人，患乳痈，肿疼甚剧，投以消肿、清火、解毒之品，两剂而愈。然犹微有疼时，怂恿其再服一两剂以消其芥蒂。以为已愈，不以为意，隔旬日又复肿疼，复求为治疗。愚曰："此次服药，不能尽消，必须出脓少许，因其旧有芥蒂未除，至今已溃脓也。"后果服药不甚见效，遂入西人医院中治疗。旬日后其疮外破一口，医者用刀阔之，以期便于敷药。又旬日溃益甚，满乳又破七八个口，医者又欲尽阔之使通，病人惧不敢治，强出院还家，求治于愚。见其各口中皆脓乳并流，外边实不能敷药，然内服汤药助其肌肉速生，自能排脓外出，许以十日可为治愈。遂用生黄芪、花粉各五钱，生杭芍三钱，乳香、没药、丹参各二钱，俾煎汤服之，每日用药一剂，煎服二次，果十日痊愈[1]。

黄芪之性，又善利小便。奉天本溪湖煤铁公司科员王云锦，年四十余。溺道艰涩，滴沥不能成溜。每小便一次，必须多半点钟。自两胁下连腿作疼，剧时有如锥刺。其脉右部如常，左部甚微弱，知其肝气虚弱，不能条达，故作疼痛，且不能疏泄《内经》谓肝主疏泄，故小便难也。为疏方，用生黄芪八钱，净萸肉、知母各六

《医学衷中参西录》临证助读系列

药论分册

[1] 医之水平高下有诸多评判标准，此处当是一个方面，即能知病于何时能愈。

钱，当归、丹参、乳香、没药、续断各三钱，煎服一剂，便难与腿胁疼皆见愈。又为加柴胡钱半，连服二十剂痊愈。至于萸肉酸敛之性，或有疑其用于此方不宜者，观后《山萸肉解》自明矣。

奉天大西关万顺兴同事傅学诗，周身漫肿，自言常觉短气，其脉沉濡，右部尤甚。知其胸中大气下陷，气化不能升降，因之上焦不能如雾，所以下焦不能如渎，而湿气弥漫也。投以升陷汤，知母改用五钱，又加玄参、天冬、地肤子各三钱，连服数剂痊愈。

又邻村李边务庄李晶波之夫人，产后小便不利，倩（qìng，请）人询方，俾用生化汤加白芍治之不效。复来询方，言时或恶心呕吐，小便可通少许，恍悟此必因产时努力太过，或撑挤太甚，以致胞系了戾，是以小便不通，恶心呕吐，则气机上逆，胞系有提转之势，故小便可以稍通也。为拟方，用生黄芪五钱，当归四钱，升麻、柴胡各二钱，煎汤服一剂而愈。此因黄芪协同升、柴，大能升举气化，胞系之了戾（萦回盘曲貌）者，可因气化升举而转正也。

黄芪之性，又善开寒饮。台湾医士严坤荣来函，言其友避乱山中，五日未得饮食，甫归，恣饮新汲凉水，遂成寒饮结胸，喘嗽甚剧。医治二十余年，吐之、下之、温之，皆分毫无效。乞为疏方，并问《医学衷中参西录》载有服生硫磺法[1]，不知生硫磺亦可服否？因作书以答之曰："详观来案，知此证乃寒饮结胸之甚者。拙著《医学衷中参西录》理饮汤载三期三卷原为治此证的方，特药味与分量当稍变更，今拟用生黄芪一两，干姜八钱，於术四钱，桂枝尖、茯苓片、炙甘草各三钱，川朴、陈皮各二钱，煎汤服。方中之义，用黄芪以补胸中大气，大气壮旺，自能运化水饮，仲景所谓'大气一转，其气乃散'也。而黄芪生用，同干姜、桂枝又能补助心肺之阳，心肺阳足，如日丽中天，阴霾（mái）自开也。更用白术、茯苓以理脾之湿，厚朴、陈皮以通胃之气，气顺湿消，痰饮自除。用炙甘草者，取其至甘

[1] 硫磺，《神农本草经》认为酸温有毒，历代本草均沿袭此说。至张锡纯通过亲身体验认为硫磺可以内服，冲破了有毒之说。此为硫磺的临床合理应用提供了依据。

之味，能调干姜之辣，而干姜得甘草且能逗留其势力，使之绵长，并能和缓其热力使不猛烈也。至东硫磺，择其纯黄无杂质者，亦可生服，特其热力甚微，必一次服至钱许方能有效，若于服汤药之外，兼用之以培下焦之阳，奏效当更捷也。"此信去后，两阅月又接其函，言遵方用药，十余剂病即脱然痊愈。

黄芪不但能补气，用之得当，又能滋阴。本村张媪年近五旬，身热劳嗽，脉数至八至，先用六味地黄丸加减煎汤服不效，继用左归饮加减亦不效。踌躇再四，忽有会悟，改用生黄芪六钱，知母八钱，煎汤服数剂，见轻，又加丹参、当归各三钱，连服十剂痊愈。盖人禀天地之气化以生，人身之气化即天地之气化。天地将雨之时，必阳气温暖上升，而后阴云四合，大雨随之。黄芪温升补气，乃将雨时上升之阳气也。知母寒润滋阴，乃将雨时四合之阴云也，二药并用，大具阳升阴应、云行雨施之妙。膏泽优渥，烦热自退，此不治之治也。况虚劳者多损肾，黄芪能大补肺气以益肾水之上源，使气旺自能生水，而知母又大能滋肺中津液，俾阴阳不至偏胜，而生水之功益普也。至数剂后，又加丹参、当归者，因血痹虚劳《金匮》合为一门，治虚劳者当防其血有痹而不行之处，故加丹参、当归以流行之也。

黄芪之性热矣，有时转能去热。奉天安东刘仲友，年五十许。其左臂常觉发热，且有酸软之意。医者屡次投以凉剂，发热如故，转觉脾胃消化力减，其右脉如常，左脉微弱，较差于右脉一倍，询其心中不觉凉热，知其肝木之气虚弱，不能条畅敷荣，其中所寄之相火郁于左臂之经络而作热也。遂治以生黄芪、净萸肉各八钱，知母五钱，当归、丹参、乳香、没药、赤芍各三钱，两剂左脉见起，又服十剂痊愈。

黄芪之性，又善治肢体痿废，然须细审其脉之强弱。其脉之甚弱而痿废者，西人所谓脑贫血证也。盖人之肢体运动虽脑髓神经司之，而其所以能司肢体运动者，实赖上注之血以涵养之。其脉弱者，胸中大气虚损，不能助血上升以养其脑髓神经，遂致脑髓神经失其所司，《内经》所谓"上气不足，脑为之不满"也。拙拟有加味补血汤、干颓汤，方中皆重用黄芪。凡脉弱无力而痿废者，多服皆能奏效。若其脉强有力而痿废者，西人所谓脑充血证，又因上升之血过多，排挤其脑髓神经，俾失所司，《内经》所谓"血菀同郁于上，为薄厥"也。如此等证，初起最忌黄芪，误用之即凶危立见。迨至用镇坠收敛之品，若拙拟之镇肝熄风汤、建瓴汤治之。其脉柔和而其痿废仍不愈者，亦可少用黄芪助活血之品以通经络。若服药后，其脉又见有力，又必须仍辅以镇坠之品，若拙拟之起痿汤黄芪与赭石、䗪虫诸药并用也。[1]

黄芪升补之力，尤善治流产崩带。县治西傅家庄王耀南夫人，初次受妊，五月滑下二次，受妊至六七月时，觉下坠见血。时正为其姑治病，其家人仓猝求为治疗，急投以生黄芪、生地黄各二两，白术、净萸肉、煅龙骨、煅牡蛎各一两，煎汤一大碗顿服之，胎气遂安。又将药减半，再服一剂以善其后。至期举一男，强壮无恙。

沈阳县尹朱公之哲嗣际生，愚之门生也。黎明时来院扣门，言其夫人因行经下血不止，精神昏聩，气息若无。急往诊视，六脉不全，仿佛微动，急用生黄芪、野台参、净萸肉各一两，煅龙骨、煅牡蛎各八钱，煎汤灌下，血止强半，精神见复，过数点钟将药剂减半，又加生怀山药一两，煎服痊愈。

同庄刘氏妇，四十许，骤然下血甚剧，半日之间气息奄奄不省人事。求为诊治，时愚他出，小儿荫潮往视之，其左脉三部皆不见，右寸微见，如水上浮麻，莫辨至数。观其形状，呼吸不能外出，知其胸中大气下陷也。急用生黄芪一两，大火煎数沸灌之，迟须臾再诊其脉六部皆出，微细异常，血仍未止。投以固冲汤原方，将方中黄芪改用一两，一剂痊愈。

邑北境大仁村刘氏妇，年二十余，身体羸弱，心中

[1] 此段所论之病当为中风，然西医对中风有脑贫血（脑缺血）和脑充血（脑出血）两种情况。黄芪只适用于脑贫血，其辨析重点在于脉弱无力。张锡纯用药十分重视脉诊的重要性。不但依脉分析病机，而且常以脉指导用药。上段刘仲友案即是一个典型应用。

常觉寒凉，下白带甚剧，屡治不效，脉甚细弱，左部尤甚。投以生黄芪、生牡蛎各八钱，干姜、白术、当归各四钱，甘草二钱，数剂痊愈。盖此证因肝气太虚，肝中所寄之相火亦虚，因而气化下陷，湿寒下注而为白带。故重用黄芪以补肝气，干姜以助相火，白术扶土以胜湿，牡蛎收涩以固下，更加以当归之温滑，与黄芪并用，则气血双补，且不至有收涩太过之弊在下者引而竭之。甘草之甘缓，与干姜并用，则热力绵长，又不至有过热僭（jiàn，超越本分）上之患，所以服之有捷效也。

　　又《绍兴医学报》载有胡适之者，以勤力用功过度，得消渴证，就治于京都协和医院，西医云是糖尿证，不可为矣。胡君归，殊焦灼。盖因西医某素有名，信其言之必确也。其友谓可请中医一治。胡谓中医无科学统系，殊难信用。友曰，此证西医已束手，与其坐以待毙，曷（hé，为什么）必不屑一试也。胡勉从之，中医至，诊毕曰，此易事也，可服黄芪汤，若不愈惟我是问。胡服后，病竟霍然愈。后西医闻之，托人介绍向中医取所用黄芪化验，此时正在化验中也。

　　按：炉心有氢气，人腹中亦有氢气，黄芪能引氢气上达于肺，与吸入之氧气相合而化水，又能鼓胃中津液上行，又能统摄下焦气化，不使小便频数，故能治消渴。三期二卷有玉液汤、滋膵饮，皆治消渴之方，原皆重用黄芪。

　　按语：张锡纯认为黄芪主大风，并以一案作证。但细观所用之方，黄芪用至一两诚为主药，但黄芪配当归以益气养血，羌活、全蝎、蜈蚣以祛风，乳没之活血，皆非简单之佐助，应在治疗中均起到了至关重要的作用，非是黄芪单用即可除大风，而是张锡纯善于遣方之效也。

　　黄芪以其有托毒生肌之效，故主治疮口难收之症，但综观张锡纯治疮、痈两案，并非单用黄芪以取效，而是配合他药以取效。查两方均用天花粉和乳没，可以窥视张锡纯治疮之秘，在于黄芪托毒生肌，天花粉清热泻火、排脓消肿，乳没活血化瘀，数药共用以达毒祛肉生的目的。

医学衷中参西录第四期第二卷

山萸肉解

山萸肉味酸性温，大能收敛元气，振作精神，固涩滑脱。因得木气最厚，收涩之中兼具条畅之性，故又通利九窍，流通血脉，治肝虚自汗，肝虚胁疼腰疼，肝虚内风萌动。且敛正气而不敛邪气，与他酸敛之药不同，是以《本经》谓其逐寒湿痹也。其核与肉之性相反，用时务须将核去净，近阅医报有言核味涩，性亦主收敛，服之恒使小便不利，椎破尝之，果有有涩味者，其说或可信。

[附案] 友人毛仙阁之哲嗣印棠，年二十余。于孟冬得伤寒证，调治十余日，表里皆解。忽遍身发热，顿饭顷，汗出淋漓热顿解，须臾又热又汗，若是两昼夜，势近垂危。仓猝迎愚诊治。及至见汗出，浑身如洗，目上窜不露黑睛，左脉微细模糊，按之即无，此肝胆虚极，而元气欲脱也。盖肝胆虚者，其病象为寒热往来，此证之忽热忽汗，亦即寒热往来之意。急用净萸肉二两煎服，热与汗均愈其半。遂为疏方，用净萸肉二两，生龙骨、生牡蛎各一两，生杭芍六钱，野台参四钱，炙甘草二钱此方载三期一卷，名来复汤，连服两剂，病若失。

一人年四十余，外感痰喘，愚为治愈。但脉浮力微，按之即无。愚曰："脉象无根[1]，当服峻补之剂，以防意外之变。"病家谓病人从来不受补药，服之则发狂疾，峻补之药，实不敢用。愚曰："既畏补药如是，备用亦可。"病家依愚言。迟半日忽发喘逆，又似无气以息，汗出遍体，四肢逆冷，身躯后挺，危在顷刻。急用净萸肉四两，爆火煎一沸，则饮下，汗与喘皆微止。又添水再煎数沸饮下，病又见愈。复添水将原渣煎透饮下，遂汗止喘定，四肢之厥逆[2]亦回。

邻村李子勋，年五旬，偶相值，求为诊脉，言前月有病服药已愈，近觉身体清爽，未知脉象何如。诊之，

[1] 平人脉象有三个特点，即胃、神、根。脉象不浮不沉、不快不慢，从容和缓、节律一致，是为有胃气；脉象柔和有力为有神脉；肾为先天之本，沉以候肾，尺以候肾，尺脉沉取应指有力为有根的脉象形态。脉象无根提示精血衰竭，阴阳离散，病情危笃。

[2] 厥逆：病证名，指四肢逆冷，手冷过肘，足冷过膝，由阳气虚衰，阴寒独盛所致。

其脉尺部[1]无根，寸部摇摇有将脱之势，因其自谓病愈，若遽悚以危语，彼必不信，姑以脉象平和答之。遂秘谓其侄曰："令叔之脉甚危险，当服补敛之药，以防元气之暴脱。"其侄向彼述之，果不相信。后二日，忽遣人迎愚，言其骤然眩晕不起，求为诊治。既至见其周身颤动，头上汗出，言语错乱，自言心怔忡不能支持，其脉上盛下虚之象较前益甚，急投以净萸肉两半，生龙骨、生牡蛎、野台参、生赭石各五钱，一剂即愈。继将萸肉改用一两，加生山药八钱，连服数剂，脉亦复常。按：此方赭石之分量，宜稍重于台参。

邻村李志绾，年二十余，素伤烟色，偶感风寒，医者用表散药数剂治愈。间日，忽遍身冷汗，心怔忡异常，自言气息将断，急求为调治。诊其脉浮弱无根，左右皆然。愚曰："此证虽危易治，得萸肉数两，可保无虞。"时当霖雨（连绵大雨），药坊隔五里许，遣快骑冒雨急取净萸肉四两、人参五钱。先用萸肉二两煎数沸，急服之，心定汗止，气亦接续，又将人参切作小块，用所余萸肉煎浓汤送下，病若失。

邑许孝子庄赵叟，年六十三岁，于仲冬得伤寒证，痰喘甚剧。其脉浮而弱，不任循按，问其平素，言有劳病，冬日恒发喘嗽。再三筹思，强治以小青龙汤去麻黄，加杏仁、生石膏，为其脉弱，俾预购补药数种备用。服药后喘稍愈，再诊其脉微弱益甚，遂急用净萸肉一两，生龙骨、生牡蛎各六钱，野台参四钱，生杭芍三钱为方，皆所素购也。煎汤甫成，此时病人呼吸俱微，自觉气息不续，急将药饮下，气息遂能接续。

又其族弟某，年四十八，大汗淋漓，数日不止，衾褥皆湿，势近垂危，询方于愚。俾用净萸肉二两，煎汤饮之，汗遂止。翌晨迎愚诊视，其脉沉迟细弱，而右部之沉细尤甚，虽无大汗，遍体犹湿。疑其胸中大气下陷，询之果觉胸中气不上升，有类巨石相压，乃恍悟前

[1] 尺部：脉学术语。寸口脉分三部，桡骨茎突处为关，关前（腕端）为寸，关后（肘端）为尺。

次之大汗淋漓，实系大气陷后，卫气无所统摄而外泄也。遂用生黄芪一两，萸肉、知母各三钱，一剂胸次豁然，汗亦尽止，又服数剂以善其后。

按：此证若非胸中大气虚陷，致外卫之气无所统摄而出汗者，投以生黄芪一两，其汗出必愈甚，即重用炙黄芪汗出亦必愈甚也。然此中理蕴甚深，三期四卷升陷汤后，发明大气之作用，大气下陷之病状，及黄芪所以能止汗之理，约数千言，兹不胜录也。

按语： 张锡纯非常强调山萸肉收敛元气、固脱止汗的功效，在患者出现"脉象无根"、"汗出遍体"、"心怔忡不能支持"、"气息将断"等元气欲散、病情危重之时，没有选用众所周知的人参，而首选山萸肉以救脱，且屡效屡验，可见张锡纯对山萸肉收敛固脱作用的极度肯定。张锡纯认为，山萸肉救脱之功远胜于人参，并慨叹其为"救脱之圣药"；人参善救元气下脱，而对于上脱者选用人参则有气高不返之嫌。张锡纯还认为，元气脱散，责之于肝，是肝之"能泄元气自下出也"，而山萸肉味酸入肝，收敛肝气疏泄之功，堵塞元气将脱之路，故临证中凡有元气欲脱之势，张锡纯必重用山萸肉。元气外脱者，配伍黄芪、龙骨、牡蛎，以固表敛汗止脱；元气下脱者，配以黄芪、人参，以益气升提固脱。

一妊妇得霍乱[1]证，吐泻约一昼夜，病稍退，胎忽滑下。觉神气顿散，心摇摇似不能支持，迎愚诊视。既至则病势大革，殓服在身，将舁诸床，病家欲竟不诊视。愚曰："一息犹存，即可挽回。"诊之脉若有若无，气息奄奄，呼之不应，取药无及。其东邻为愚表兄刘玉珍，家有购药二剂未服，亦系愚方，共有萸肉六钱，急拣出煎汤灌下，气息稍大，呼之能应。又购取净萸肉、生山药各二两，煎汤一大碗，徐徐饮下，精神顿复。

邻村黄龙井庄周某，年三十许。当大怒之后，渐觉腿疼，日甚一日，两月之后，卧床不能转侧。医者

[1] 霍乱：指起病急剧，猝然发作，上吐下泻，腹痛或不痛为特征的疾病。中医对霍乱的病因病机一般认为是感受暑湿、阻于中焦、秽浊撩乱胃肠，遂成洞泄呕吐。吐泻重则秽浊凝滞，脉络闭塞，阳气暴伤，阴液干枯，可因心阳衰竭而死亡。

因其得之恼怒之余，皆用舒肝理气之药，病转加剧。诊其脉左部微弱异常，自言凡疼甚之处皆热，恍悟《内经》谓过怒则伤肝，所谓伤肝者，乃伤肝经之气血，非必郁肝经之气血也。气血伤则虚弱随之，故其脉象如是也。其所以腿疼且觉热者，因肝主疏泄，中藏相火[1]，肝虚不能疏泄相火，即不能逍遥流行于周身，以致郁于经络之间，与气血凝滞而作热作疼，所以热剧之处疼亦剧也。投以净萸肉一两，知母六钱，当归、丹参、乳香、没药各三钱方载三期四卷，名曲直汤。连服十剂，热消疼止，步履如常。

邑友人丁翊仙之令堂，年近七旬，陡然腿疼，不能行动，夜间疼不能寐。翊仙驱车迎愚，且谓脉象有力，当是火郁作痛。及诊其脉，大而且弦，问其心中，亦无热意。愚曰："此脉非有火之象。其大也，乃脾胃过虚，真气外泄也；其弦也，肝胆失和，木盛侮土也。"为疏方，用净萸肉、白术各六钱，人参、白芍各三钱，当归、陈皮各二钱，厚朴、乳香、没药各钱半，煎服数剂痊愈。

邑六间房村王某，年二十余，资禀羸弱，又耽烟色，于秋初病疟，两旬始愈。一日大便滑泻数次，头面汗出如洗，精神颓废，昏昏似睡，其脉上盛下虚，两寸摇摇，两尺无根，数至七至，延医二人，皆不疏方。愚后至，为拟方：净萸肉、大熟地各一两，生山药、生龙骨、生牡蛎各六钱，茯苓、生杭芍各三钱，乌附子一钱三期一卷载此方，名既济汤，服一剂而醒，又服两剂遂复初。

沧州友人张寿田，曾治一少年，素患心疼，发时昼夜号呼。医者屡用药开通，致大便滑泻，虚气连连下泄，汗出如洗，目睛上泛，心神惊悸，周身眴动（肌肉掣动），须人手按，而心疼如故。延医数人，皆不疏方。寿田投以前方，将萸肉倍作二两，连进两剂，诸病皆愈，心疼竟从此除根。

寿田之侄甲升，从愚学医。曾治一人年三十余，于

[1] 相火：与"君火"（心火）相对而言，寄居于肝肾二脏的阳火，是人体生命活动的动力。

季冬（农历十二月，即冬季最末一个月）负重贸易，日行百里，歇息时又屡坐寒地，后觉腿疼不能行步，寝至卧床不能转侧，周身筋骨似皆痿废，延医调治罔效。甲升治以曲直汤，方中当归、丹参、乳香、没药皆改用四钱，去知母，加黄芪一两，服至五剂后，腿即不疼，又服十余剂痊愈。

奉天开原友人，田聘卿之夫人，年五十余，素有心疼证，屡服理气活血之药，未能除根。一日反复甚剧，服药数剂，病未轻减。聘卿见三期一卷既济汤[1]后，载有张寿田所治心疼医案，心有会悟，遂用其方加没药、五灵脂各数钱，连服数剂痊愈。至此二年，未尝反复。由是观之，萸肉诚得木气最厚，故味虽酸敛，而性仍条畅，凡肝气因虚不能条畅而作疼者，服之皆可奏效也。

按：山茱萸酸敛之性，以之止汗固脱，犹在人意中；以之治心腹肢体疼痛，诚出人意外。然山茱萸主寒湿痹，《本经》原有明文，凡心腹肢体有所疼痛，皆其气血之痹而不行也。遵《本经》之旨以制方，而果能投之即效。读本草者，曷弗注意于《本经》哉！

按语：关于山萸肉的通利之性，诸多医籍均有记载。《神农本草经》曰："温中，逐寒湿痹。"《开元本草》亦认为具有"通九窍"之功。张锡纯根据前人记载并结合自己多年临证经验，认为山萸肉"得木气最厚，收涩之中兼具条畅之性，故又通利九窍，流通血脉"，是一味可补可通之品，具有扶正祛邪的双重功效。张锡纯根据该药特点，临证治疗肝气虚弱，调畅不利，诸郁疼痛，效果显著。《黄帝内经》曰："有所大怒……则伤肝。"情志不遂，恼怒郁闷，伤及肝气，肝气虚弱，条达舒畅功能减弱，全身气血运行迟缓，"不通则痛"，"不荣则痛"，并自拟"曲直汤"治之。

山萸肉之性，又善治内部血管或肺络破裂，以致咳

[1] 既济汤：主治大病后阴阳不相维系，阳气虚浮，阴欲下脱，上热下凉证。组成：大熟地一两，萸肉一两（去净核），生山药六钱，生龙骨六钱（捣细），生牡蛎六钱（捣细），茯苓三钱，生杭芍三钱，乌附子一钱。

血、吐血久不愈者。曾治沧州路家庄马氏少妇，咳血三年，百药不效，即有愈时，旋复如故。后愚为诊视，其夜间多汗，遂用净萸肉、生龙骨、生牡蛎各一两，俾煎服，拟先止其汗，果一剂汗止，又服一剂，咳血亦愈。盖从前之咳血久不愈者，因其肺中之络，或胃中血管有破裂处，萸肉与龙骨、牡蛎同用，以涩之、敛之，故咳血亦随之愈也。又治本村表弟张权，年三十许，或旬日，或浃辰（古代以干支纪日，称自子至亥一周十二日为"浃辰"）之间，必吐血数口，浸至每日必吐，亦屡治无效。其脉近和平，微有芤象，亦治以此方，三剂痊愈。后又将此方加三七细末三钱，煎药汤送服，以治咳血吐血久不愈者，约皆随手奏效。因将方登于三期二卷名补络补管汤[1]，若遇吐血之甚者，宜再加赭石五六钱，与前三味同煎汤，送服三七细末更效。

山萸肉之性，又善熄内风。族家嫂，产后十余日，周身汗出不止，且四肢发搐，此因汗出过多而内风动也。急用净萸肉、生山药各二两，俾煎汤服之，两剂愈。

至外感之邪不净而出汗者，亦可重用山萸肉以敛之。邑进士张日睿之公子，年十八九，因伤寒服表药太过，汗出不止，心中怔忡，脉洪数不实，大便数日未行。为疏方，用净萸肉、生山药、生石膏各一两，知母、生龙骨、生牡蛎各六钱，甘草二钱，煎服两剂痊愈。

门生万泽东，曾治一壮年男子，因屡经恼怒之余，腹中常常作疼。他医用通气、活血、消食、祛寒之药，皆不效。诊其脉左关微弱，知系怒久伤肝，肝虚不能疏泄也。遂用净萸肉二两，佐以当归、丹参、柏子仁各数钱，连服数剂，腹疼遂愈。后凡遇此等证，投以此方皆效。

按语：张锡纯对于山茱萸的应用独具匠心，颇有创见。对于久病内部血络出血，如咳血、吐血、便血等

[1] 补络补管汤：主治久治不愈的咳血、吐血。组成：生龙骨一两（捣细），生牡蛎一两（捣细），萸肉一两（去净核），三七二钱（研细，药汁送服）。

久治不愈者，张锡纯认为临床诸多出血均与肝有密切的关系，"肝主藏血"功能失司，可以导致多种出血。山茱萸味酸入肝，滋养肝木，收敛固涩，利于修复破损血络而止血，同时张锡纯惯于配伍龙骨、牡蛎以助其收敛之功，配伍乳香、没药生肌之品以增强血络的修复，并自拟"补络补管汤"。张锡纯这一独特配伍创新，突破了前人对于出血专用收涩的禁锢。

白术解

白术性温而燥，气香不窜，味苦、微甘、微辛，善健脾胃，消痰水，止泄泻。治脾虚作胀，脾湿作渴，脾弱四肢运动无力，甚或作疼。与凉润药同用，又善补肺；与升散药同用，又善调肝；与镇安药同用，又善养心；与滋阴药同用，又善补肾。为其具土德[1]之全，为后天资生之要药，故能于金、木、水、火四脏，皆能有所补益也。

[**附案**] 一妇人年三十许，泄泻半载，百药不效，脉象濡弱，右关尤甚。知其脾胃虚也，俾用生白术轧细焙熟，再用熟枣肉六两，和为小饼，炉上炙干，当点心服之，细细嚼咽，未尽剂而愈。

一妇人因行经下血不止，服药旬余无效，势极危殆。诊其脉象浮缓，按之即无，问其饮食不消，大便滑泻。知其脾胃虚甚，中焦之气化不能健运统摄，下焦之气化因之不固也。遂于治下血药中，加白术一两、生鸡内金一两，服一剂血即止，又服数剂以善其后。

一室女（旧时对未婚女子的称谓）腿疼，几不能步，治以三期四卷健运汤而愈。次年旧病复发，又兼腰疼，再服前方不效。诊其脉，右关甚濡弱，询其饮食甚少，遂用白术六钱，当归、陈皮各二钱，厚朴、乳香、没药各钱半载三期四卷，名振中汤，服后饮食加多，至旬余，腰腿之疼痊愈。

一媪年过六旬，陡然腿疼不能行动，夜间疼不能寐。其左部之脉大而弦，右部之脉大而浮，重诊之似有力非真有力，问其心中不觉凉热。乃知此非有火之脉，其大

[1] 土德：五德之一。古以五行相生相克附会王朝命运，谓土胜者为得土德。

而浮也，乃脾胃过虚，真气外泄也；其大而弦也，乃肝胆失和，木盛侮土也。治以前方，加人参、白芍、净萸肉各数钱，补脾胃之虚，即以抑肝胆之盛，数剂而愈。

一人年二十二，喘逆甚剧，脉数至七至，投以滋阴兼纳气、降气之剂不效。后于方中加白术数钱，将药煎出，其喘促亦至极点，不能服药，将药重温三次，始强服下，一剂喘即见轻，连服数剂痊愈。后屡用其方以治喘证之剧者，多有效验。

一少年咽喉常常发干，饮水连连不能解渴。诊其脉微弱迟濡，当系脾胃湿寒，不能健运，以致气化不升也。投以四君子汤加干姜、桂枝尖，方中白术重用两许，一剂其渴即止。

按语：白术健脾止泻，历代医家多有共识，而张锡纯根据临证经验，独辟新意，治疗喘逆证，实属鲜见。"五脏六腑皆令人咳。"张锡纯深明旨意，认为若脾胃虚弱，本应"以通为用"、"以降为顺"的胃腑之气不得下行，转而上逆迫肺作喘。他还认为，"脾体中空，能容纳诸回血管之血，运化中焦之气，以为气血宽闲之地，有时失去中空之体，或变为紧缩，或变为胀大，以致壅激气血上逆迫肺，亦可作喘"，故对于临床脾胃虚弱喘逆者多以重用白术健脾益气为主，并创立培土生金的"滋培汤"。

张锡纯不仅为白术独辟新意，同时丰富完善了调补脾胃治疗他脏疾病的思想，发展了脾胃学说理论。

赭石解

赭石色赤，性微凉，能生血兼能凉血。而其质重坠，又善镇逆气，降痰涎，止呕吐，通燥结，用之得当能建奇效。其原质为铁氧化合而成，其结体虽坚而层层如铁锈铁锈亦铁氧化合，生研服之不伤肠胃，即服其稍粗之末亦与肠胃无损。且生服则氧气纯全，大能养血，故《本经》谓其治赤沃[1]漏下；《日华》谓其治月经不止也。若煅用

[1] 赤沃：证名。痢下赤色黏沫。《素问·至真要大论》云："少阴之胜……呕逆躁烦，腹满痛，溏泄，传为赤沃。"张景岳注："赤沃者，利血，尿赤也。"

[1] 淬：把烧红了的铸件往水或油或其他液体里一浸立刻取出来，用以提高合金的硬度和强度。

之即无斯效，煅之复以醋淬[1]之，尤非所宜。且性甚和平，虽降逆气而不伤正气，通燥结而毫无开破，原无需乎煅也。其形为薄片，迭迭而成，一面点点作凸形，一面点点作凹形者，方堪入药。

按语：代赭石又名须丸、赤土、土朱、铁朱、紫朱、赭石、钉头赭石、钉赭石、赤赭石、红石头、代赭，为氧化物类矿物赤铁矿的矿石。代赭石的主要成分为三氧化二铁（Fe_2O_3），并含有硅、铝、钛、镁、锰、钙、铅、砷等杂质，是降逆止血、平肝潜阳的普通药物；其相关文献颇少，而张锡纯非常善用代赭石，并明确提出赭石生用丝毫不伤肠胃，诸效甚佳，大可放心使用，煅后赭石其效俱减，弊多利少。

[**附案**] 邻村迟某，年四十许，当上脘处发疮，大如核桃，破后调治三年不愈，疮口大如钱，自内溃烂，循胁渐至背后，每日自背后排挤至疮口流出脓水若干。求治于愚，自言患此疮后三年未尝安枕，强卧片时，即觉有气起自下焦，上逆冲心。愚曰："此即子疮之病根也。"俾用生芡实一两煮浓汁，送服生赭石细末五钱，遂可安卧。又服数次，彻夜稳睡。盖气上逆者乃冲气之上冲，用赭石以镇之，芡实以敛之，冲气自安其宅也。继用三期四卷活络效灵丹当归、丹参、乳香、没药各五钱，加生黄芪、生赭石各三钱煎服，日进一剂，半月痊愈。

邻村毛姓少年，于伤寒病瘥后，忽痰涎上壅，杜塞咽喉，几不能息。其父知医，用手大指点其天突穴（胸骨上窝正中）宜指甲贴喉，指端着穴，向下用力，勿向内用力，息微通，急迎愚调治。遂用香油二两炖热，调麝香一分灌之，旋灌旋即流出痰涎若干。继用生赭石一两，人参六钱，苏子四钱，煎汤，徐徐饮下，痰涎顿开。

天津杨柳青陆军连长周良坡夫人，年三十许，连连呕吐，五六日间，勺水不存，大便亦不通行，自觉下脘之处疼而且结。凡药之有味者入口即吐，其无味者须臾亦复吐出，医者辞不治。后愚诊视其脉有滑象，上盛下虚，疑其有妊，询之月信不见者五十日矣，然结证不开，危在目前，《内经》谓"有故无殒，亦无殒也"。遂单用赭石二两，煎汤饮下，觉药至结处不能下行，复返而吐出。继用赭石四两，又重罗出细末两许，将余三两煎汤，调细末服下，其结遂开，大便亦通，自此安然无恙，至期方产。

或问：赭石《别录》谓其坠胎，今治妊妇竟用赭石如此之多，即幸而奏效，岂非行险之道乎？答曰：愚生平治病，必熟筹其完全而后为疏方，初不敢为孤注之一掷也。赭石质重，其镇坠之力原能下有形滞物，若胎至六七个月时，服之或有妨碍，至受妊之初，因恶阻[1]而成结证，此时其胞室[2]之中不过血液凝结，赭石毫无破血之弊，且有治赤沃（痢下赤色黏沫）与下血不止之效，重用之亦何妨乎？况此证五六日间，勺饮不能下行，其气机之上逆，气化之壅滞，已至极点，以赭石以降逆开壅，不过调脏腑之气化使之适得其平，又何至有他虞乎？

或曰：赭石用于此证不虞坠胎，其理已昭然矣。至《本经》谓赭石治赤沃，《日华》谓其治下血不止，不知重坠下行之药，何以有此效乎？答曰：此理甚深。欲明此理，当溯本穷源，先知人身之元气为何气。盖凡名之为气，虽无形而皆有质，若空气扇之则成风，抛物其中能阻物力之运转是其质也。人脏腑中之气，大抵类斯。惟元气则不惟无形，而并无质，若深究其果系何气，须以天地间之气化征之。夫天地间无论氮、氧、碳、电诸气，皆有质，独磁气无质，故诸气皆可取而贮之，而磁气不能贮也，诸气皆可设法阻之如电气可阻以玻璃，而磁气不能阻也磁气无论隔何物皆能吸铁。是以北极临地之中央，下蓄磁气以维系全球之气化。丹田为人之中央，内脏元气以维系全身之气化。由是观之，磁气者即天地之元气，而人身之元气，亦即天地间之磁气类也。其能与周身之血相系恋者，因血中含有铁锈，犹之磁石吸铁之理也。赭石为铁氧化合而成，服之能补益血中铁锈，而增长其与元气系恋之力，所以能治赤沃及下血不止也。

[1] 经漏：病名。首见于《兰室秘藏》。多因气虚不摄，血热妄行、阴虚、气郁、血瘀等，致使气血失和，冲任不固而为经漏。主要表现为阴道下血淋沥不断，血量或多或少。

戊寅年秋，穆荫乔君之如夫人金女士。患经漏[1]淋漓不止者三阅月，延医多人，百方调治，寒热补涩均无效，然亦不加剧，并无痛苦。予用寿师固冲汤加重分量，服数剂亦无效，又以《金鉴》地榆苦酒汤试之，终不应，技已穷矣。忽忆寿师此说，乃以磁石细末八钱，生赭石细末五钱，加入滋补药中，一剂知，二剂已。是知药能中病，真有立竿见影之妙。盖赭石既能补血中铁质，以与人身元气相击恋，而磁石吸铁能增加人身元气之吸力，且色黑入肾，黑能止血。磁石、赭石二者同用，实有相得益彰之妙。药虽平易，而中含科学原理甚矣。中医之理实包括西医，特患人不精心以求之耳。

受业张方舆谨注

按语：赭石与磁石：两药均为铁矿石，前者为赤铁矿石，后者为磁铁矿石，均有平肝降逆之功，皆可用于治疗头晕头痛、气逆喘息之症。但二者也略有不同，赭石苦寒，入心肝经，偏重于平肝降逆，清热凉血，用于诸气上逆，如肝气上逆之眩晕、耳鸣、惊痫等，胃气上逆之恶心呕吐，肺气上逆之喘息咳逆，均有较好的凉血止血功能，临床还可用于吐血、咳血、便血等血热出血等证；磁石则重于护真阴、镇浮阳，肾阴亏于下、肝阳亢于上之证，用之最好。

广平县教员吕子融夫人，年二十余，因恶阻呕吐甚剧。九日之间饮水或少存，食物则尽吐出。时方归宁，其父母见其病剧，送还其家，医者皆以为不可治。时愚初至广平寓学舍中，子融固不知愚能医也。因晓之曰："恶阻焉有不可治者，亦视用药何如耳。"子融遂延为诊视，脉象有力，舌有黄苔，询其心中发热，知系夹杂外感，遂先用生石膏两半，煎汤一茶杯，防其呕吐，徐徐温饮下，热稍退。继用生赭石二两，煎汤一大茶杯，分两次温饮下，觉行至下脘作疼，不复下行转而上逆吐出。知其下脘所结甚坚，原非轻剂所能通。亦用生赭石细末四两，从中再罗出极细末一两，将余三两煎汤，送服其极细末，其结遂开，从此饮食顺利，及期而产。

一室女，中秋节后，感冒风寒。三四日间，胸膈满闷，不受饮食，饮水一口亦吐出，剧时恒以手自挠其胸。脉象滑实，右部尤甚，遂单用生赭石细末两半，俾煎汤温饮下，顿饭顷仍吐出。盖其胃口皆为痰涎壅滞，药不胜病，下行不通复转而吐出也。遂更用赭石四两，煎汤一大碗，分三次陆续温饮下，胸次遂通，饮水不吐。翌日，脉象洪长，其舌苔从先微黄，忽变黑色，又重用白虎汤连进两大剂，每剂用生石膏四两，分数次温饮下，大便得通而愈。

一媪年过六旬，当孟夏晨饭时，忽闻乡邻有斗者，出视之。见强者凌弱太过，心甚不平，又兼饭后有汗受风，遂得温病[1]。表里俱热，心满腹疼，饮水须臾仍吐出。七八日间，大便不通，脉细数，按之略实。自言心中烦渴，饮水又不能受。从前服药止吐，其药亦皆吐出。若果饮水不吐，犹可望愈。愚曰：易耳。遂用赭石、蒌仁各二两，苏子六钱，又加生石膏二两，野台参五钱，煎汤一大碗，俾分三次温饮下。晚间服药，翌晨大便得通而愈。当其服药之先，曾俾用净萸肉二两煎汤，以备下后心中怔忡及虚脱，迨大便通后，心中微觉怔忡，服之而安。

奉天小南门里，连奉澡塘司账曲玉轩，年三十余，得瘟病，两三日恶心呕吐，五日之间饮食不能下咽，来院求为诊治。其脉浮弦，数近六至，重按无力，口苦心热，舌苔微黄。因思其脉象浮弦者，阳明与少阳合病也；二经之病机相并上冲，故作呕吐也；心热口苦者，内热已实也；其脉无力而数者，无谷气相助又为内热所迫也。因思但用生赭石煮水饮之，既无臭味，且有凉镇之力，或可不吐。遂用生赭石二两，煎水两茶怀，分二次温饮下，饮完仍复吐出，病人甚觉惶恐，加以久不饮食，形状若莫可支持。愚曰："无恐，再用药末数钱，必能立止呕吐。"遂单用生赭石细末五钱，开水送服，觉恶心立止，须臾胸次通畅，进薄粥一杯，下行顺利。从此饮食不复呕吐，而心中犹发热，舌根肿胀，言语不利，又用生石膏一两，丹参、乳香、没药、连翘各三钱，连服两剂痊愈。

癸亥秋，愚在奉天同善堂医学校讲药性，有学生李庆

[1] 温病：又称温热病，是感受温热邪气导致的一类外感急性热病的总称。临床以发热、口渴喜冷饮、小便短赤、舌质红、脉洪数等为主要表现。

[1] 旅邸：中国古代为旅客提供食宿的地方，即现在的旅馆。

[2] 信水：即月经。

[3] 癥瘕：病名。癥与瘕，按其病变性质有所不同。坚硬不移动，痛有定处者为"癥"；聚散无常，痛无定处者为"瘕"。临床二者经常同时并见，不能截然分开，故统称癥瘕。西医所称的女性生殖器官肿瘤、子宫内膜异位症等属于癥瘕。

[4] 午时：上午十一点到下午一点。

霖之族姊来奉，病于旅邸[1]。屡经医治无效，病势危急，庆霖求为诊治。其周身灼热，脉象洪实，心中烦躁怔忡，食下咽即呕吐，屡次所服之药，亦皆呕吐不受。视其舌苔黄厚，大便数日未行，知其外感之热已入阳明之府，又挟胃气上逆，冲气上冲也。为疏方，用生赭石细末八钱，生石膏细末两半，蒌仁一两，玄参、天冬各六钱，甘草二钱。将后五味煎汤一大茶杯，先用开水送服赭石细末，继将汤药服下，遂受药不吐，再服一剂痊愈。

拙著《医学衷中参西录》有醴泉饮方，治虚劳发热，或喘或嗽，脉数而弱。方用生山药一两，大生地五钱，人参、玄参、天冬、生赭石各四钱，牛蒡子三钱，甘草二钱。初制此方时原无赭石有丹参三钱，以运化人参之补力，用之多效。后治一少妇信水[2]数月不行，时作寒热，干嗽连连，且兼喘逆，胸膈满闷不思饮食，脉数几至七至。治以有丹参原方不效，遂以赭石易丹参，一剂嗽与喘皆愈强半，胸次开通，即能饮食。又服数剂，脉亦和缓。共服二十剂，诸病痊愈。后凡治妇女月闭血枯，浸至劳嗽，或兼满闷者，皆先投以此汤。俾其饮食增加，身体强壮，经水自通。间有瘀血暗阻经道，或显有癥瘕[3]可征者，继服拙拟理冲汤丸皆在三期八卷，以消融之，则妇女无难治之病矣。

沈阳商人娄顺田，年二十二，虚劳咳嗽，形甚羸弱，脉数八至，按之即无。细询之，自言曾眠热炕之上，晨起觉心中发热，从此食后即吐出，夜间咳嗽甚剧，不能安寝。因二十余日寝食俱废，遂觉精神恍惚，不能支持。愚闻之，知脉象虽危，仍系新证，若久病至此，诚难挽回矣。遂投以醴泉饮，为其呕吐将赭石改用一两，一剂吐即止，可以进食，嗽亦见愈。从前多日未大便，至此大便亦通下。如此加减服之，三日后，脉数亦见愈，然犹六至余，心中犹觉发热。遂将玄参、生地皆改用六钱，又每日于午时[4]用白蔗糖冲水，送服阿斯必林七厘许，数日诸病皆愈，脉亦复常。

沈阳苏惠堂年三十许，劳嗽二年不愈。动则作喘，饮食减少。更医十余人，服药数百剂，分毫无效，赢弱转甚。其姊丈李生在京师见《医学衷中参西录》，大加赏异，急邮函俾其来院诊治。其脉数六至，虽细弱仍有根柢，知其可治。自言上焦恒觉发热，大便四五日一行，时或干燥，投以醴泉饮。为其便迟而燥，赭石改用六钱，又加鸡内金二钱，恐其病久脏腑经络多瘀滞也。数剂后，饭量加增，心中仍有热时，大便已不燥，间日一行。遂去赭石二钱，加知母二钱，俾于晚间服汤药后，用白蔗糖水送服阿斯必林四分瓦之一。得微汗后，令于日间服之，不使出汗，数日不觉发热，脉亦复常。惟咳嗽未能痊愈，又用几阿苏六分，薄荷冰四分，和以绿豆粉为丸，梧桐子大，每服三丸，日两次，汤药仍照方服之，五六日后，咳嗽亦愈，身体从此康健。

按语：张锡纯首创以代赭石与阿斯必林、白糖水合用治疗虚劳咳嗽等劳瘵阴虚之证。阿斯必林是西医主要用于消炎镇痛的药物，有很强的发汗作用，为防止汗出太过，常与止汗药同服。张锡纯选用该药时非常谨慎，恐其汗出过多，损伤阴液，加重病情，故采用西医常用量的一半甚至更少，或出微汗、或不出汗。文中白蔗糖水，本应用乳糖水送服，若无乳糖，即以白蔗糖代之，功效相同。

人参可以救气分之脱，至气欲上脱者，但用人参转有助气上升之弊。必与赭石并用，方能引气归原，更能引人参补益之力下行，直至涌泉。友人毛仙阁次男媳，劳心之后，兼以伤心，忽喘逆大作，迫促异常。仙阁知医，自治以补敛元气之药，觉胸中窒碍不能容受，更他医以为外感，投以小青龙汤喘益甚。延愚诊视，其脉浮而微数，按之即无，知为阴阳两虚之证。盖阳虚则元气不能自摄，阴虚而肝肾又不能纳气，故其喘若是之剧也。遂用赭石、龙骨、牡蛎、萸肉各六钱，野台参、白芍各四钱，山药、芡实各五钱，苏子二钱，惟苏子炒熟，余皆生用方载三期二卷，名参赭镇气汤。煎服后，未及复杯，病人曰："吾有命矣。"询之，曰："从前呼吸惟在喉间，今则转落丹田矣。"果一剂病愈强半，又服数剂痊愈。后用此方治内伤之喘，愈者不胜纪。

参、赭并用，不但能纳气归原也，设如逆气上干，填塞胸臆（胸部），或兼呕吐，其证之上盛下虚者，皆可参、赭并用以治之。友人毛仙阁治一妇人，胸次郁结，饮食至胃不能下行，时作呕吐，其脉浮而不任重按。仙阁用赭石细末六钱，浓煎人参汤送下，须臾腹中如爆竹之声，胸次、胃中俱觉通豁，从此饮食如常，传为异事。

又友人高夷清曾治一人，上焦满闷，不能饮食，常觉有物窒塞，医者用大黄、枳实陷胸之品，十余剂，转觉胸中积满，上至咽喉，饮水一口即溢出。夷清用赭石二两，人参六钱，俾煎服，顿觉窒塞之物降至下焦，又加当归、肉苁蓉，再服一剂，降下瘀滞之物若干，病若失。《内经》谓：阳明厥逆，喘咳，身热，善惊，衄、呕血。黄坤载（即清代名医黄元御）衍《内经》之旨，谓血之失于便溺者，太阴之不升也；亡于吐衄者，阳明之不降也。是语深明《内经》者也。盖阳明胃气，以息息下降为顺，时或不降，则必壅滞转而上逆，上逆之极，血即随之上升而吐衄作矣。治吐衄之证，当以降胃为主，而降胃之药，实以赭石为最效。然胃之所以不降，有因热者，宜降之以赭石，而以蒌仁、白芍诸药佐之；其热而兼虚者，可兼佐以人参；有因凉者，宜降以赭石而以干姜、白芍诸药佐之因凉犹用白芍者，防干姜之热侵肝胆也。然吐衄之证，由于胃气凉而不降者甚少；其凉而兼虚者，可兼佐以白术；有因下焦虚损，冲气不摄上冲、胃气不降者，宜降以赭石而以生山药、生芡实诸药佐之；有因胃气不降，致胃中血管破裂，其证久不愈者，宜降以赭石，而以龙骨、牡蛎、三七诸药佐之诸方及所治之案，皆详于三期二卷。无论吐衄之证，种种病因不同，疏方皆以赭石为主，而随证制宜，佐以相当之药品，吐衄未有不愈者。

近治奉天商埠警察局长张厚生，年近四旬，陡然鼻中衄血甚剧，脉象关前洪滑，两尺不任重按，知系上盛下虚之证。自言头目恒不清爽，每睡醒舌干无津，大便甚燥，数日一行。为疏方赭石、生地黄、生山药各一两，当归、白芍、生龙骨、生牡蛎、怀牛膝各五钱，煎汤送服旱三七细末二钱凡用生地治吐衄者，皆宜佐以三七，血止后不至瘀血留于经络，一剂血顿止。后将生地减去四钱，加熟地、枸杞各五钱，连服数剂，脉亦平和。

伤寒下早成结胸，瘟疫未下亦可成结胸。所谓结胸者，乃外感之邪与胸中痰涎互相凝结，滞塞气道，几难呼吸也。仲景有大陷胸汤[1]丸，原为治此证良方，然因二方中皆有甘遂，医者不敢轻用，病家亦不敢轻服，一切利气理痰之药，又皆无效，故恒至束手无策。向愚治此等证，俾用新炒蒌仁四两，捣碎煮汤服之，恒能奏效。后拟得一方，用赭石、蒌仁各二两，苏子六钱方载三期六卷，名荡胸汤，用之代大陷胸汤丸，屡试皆能奏效。若其结在胃口，心下满闷，按之作疼者，系小陷胸汤[2]证，又可将方中分量减半以代小陷胸汤，其功效较小陷胸汤尤捷。自拟此方以来，救人多矣。至寒温之证已传阳明之府，却无大热，惟上焦痰涎壅滞，下焦大便不通者，亦可投以此方分量亦宜斟酌少用，上清其痰，下通其便，诚一举两得之方也。

按语： 对于结胸证的病因，张锡纯认为除了张仲景提出的伤寒下早成结胸外，瘟疫未下亦可成结胸。张锡纯提出素体痰盛之人，外感邪气，与胸中宿痰互结，上塞咽喉，下阻胃口，痰阻气道，呼吸不利，饮食不得下达，发为结胸。对于此类病证，张仲景用大陷胸汤，但原方中甘遂苦寒有毒、药性峻烈，医患用之皆有顾虑。张锡纯根据临证经验自立荡胸汤。

至寒温之证，不至结胸及心下满闷，惟逆气挟胃热上冲，不能饮食，并不能受药者，宜赭石与清热之药并用。曾治奉天大东关安家靴铺安显之夫人，年四十余，临产双生，异常劳顿，恶心呕吐，数日不能饮食，服药亦恒呕吐，精神昏愦，形势垂危，群医辞不治。延愚诊视，其脉洪实，面有火，舌苔黄厚，知系产后温病，其呕吐若是者，阳明府热已实，胃气因热而上逆也。遂俾用玄参两

[1] 大陷胸汤：出自《伤寒论》，治疗水热互结结胸证的代表方。组成：大黄、芒硝、甘遂。

[2] 小陷胸汤：出自《伤寒论》，主要治疗痰热互结于胸中。组成：黄连、半夏、瓜蒌。

半，赭石一两，同煎服，一剂即热退呕止，可以受食。继用玄参、白芍、连翘以清其余热，病遂痊愈。至放胆用玄参而无所顾忌者，以玄参原宜于产乳，《本经》有明文也。

下有实寒，上有浮热之证，欲用温热之药以祛其寒，上焦恒格拒（相互抵抗，互不接受）不受，惟佐以赭石使之速于下行，直达病所，上焦之浮热转能因之下降。曾治邻村星马村刘某，因房事后恣食生冷，忽然少腹抽疼，肾囊（阴囊）紧缩，大便不通，上焦兼有烦热。医者投以大黄附子细辛汤[1]，上焦烦热益甚，两胁疼胀，便结囊缩，腹疼如故。病家甚觉惶恐，求为诊视。其脉弦而沉，两尺之沉尤甚。先用醋炒葱白熨其脐及脐下，腹中作响，大有开通之意，囊缩腹疼亦见愈，便仍未通。遂用赭石二两，乌附子五钱，当归、苏子各一两，煎汤饮下，即觉药力下行，过两句钟俾煎渣饮之，有顷降下结粪若干，诸病皆愈。

膈食（吞咽困难、胸腹胀痛）之证，千古难治之证也。《伤寒论》有旋覆代赭石汤，原治伤寒汗吐下解后，心下痞硬，噫气不除。周扬俊、喻嘉言皆谓治膈证甚效。然《本经》谓旋覆花味咸，若真好旋覆花实咸而兼有辛味敝邑武帝台汗所产旋覆花咸而辛，今药坊间所鬻（yù，卖）旋覆花皆甚苦，实不堪用。是以愚治膈证，恒用其方去旋覆花，将赭石加重，其冲气上冲过甚，兼大便甚干结者，赭石恒用至两许，再加当归、柿霜、天冬诸药以润燥生津，且更临时制宜，随证加减，治愈者不胜录三期二卷载治愈之案六则，并详记其加减诸法。盖此证因胃气衰弱，不能撑悬贲门，下焦冲气又挟痰涎上冲，以杜塞之，是以不受饮食。故用人参以壮胃气，气壮自能撑悬贲门，使之宽展；赭石以降冲气，冲降自挟痰涎下行，不虑杜塞，此方之所以效也。若药房间偶有咸而且辛之旋覆花，亦可斟酌加入，然加旋覆花又须少减赭石也。此证有因贲门肿胀，内有瘀血致贲门窄小者，宜于方中加苏木、䗪虫俗名土鳖各二钱。

头疼之证，西人所谓脑气筋病也。然恒可重用赭石治

[1] 大黄附子细辛汤：出自《金匮要略》，主要治疗寒邪与积滞互结肠道的病证。组成：大黄、附子、细辛。

愈。近在奉天曾治安东何道尹犹女，年二十余岁，每日至巳时[1]头疼异常，左边尤甚，过午则愈。先经东人治之，投以麻醉脑筋之品不效。后求为诊视，其左脉浮弦有力者，系少阳之火挟心经之热，乘阳旺之时而上升，以冲突脑部也。为疏方赭石、龙骨、牡蛎、龟板、萸肉、白芍各六钱，龙胆草二钱，药料皆用生者，煎服一剂，病愈强半，又服两剂痊愈。隔数日，又治警察厅书记鞠一鸣夫人，头疼亦如前状，仍投以此方两剂痊愈。

[1] 巳时：上午九点到上午十一点。

　　癫狂之证，亦西人所谓脑气筋病也。而其脑气筋之所以病者，因心与脑相通之道路心有四支血脉管通脑为痰火所充塞也。愚恒重用赭石二两，佐以大黄、朴硝、半夏、郁金，其痰火甚实者，间或加甘遂二钱为末送服，辄（总是）能随手奏效。诚以赭石重坠之力，能引痰火下行，俾心脑相通之路毫无滞碍，则脑中元神，心中识神自能相助为理，而不至有神明瞀乱（màoluàn，精神错乱）之时也。在奉天曾治洮昌都道尹公子凤巢，年近三旬，癫狂失心，屡经中西医治疗，四载分毫无效。来院求为诊治，其脉象沉实，遂投以上所拟方，每剂加甘遂二钱五分，间两日一服凡药中有甘遂，不可连服，其不服汤药之二日，仍用赭石、朴硝细末各五钱，分两次服下，如此旬余而愈。

　　痫风之证，千古难治之证也。西人用麻醉脑筋之品，日服数次，恒可强制不发，然亦间有发时，且服之累年不能除根，而此等药常服，又有昏精神、减食量之弊。庚申岁，在奉天立达医院因诊治此等证，研究数方，合用之，连治数人皆愈。一方用赭石六钱，於术、酒曲用神曲则无效且宜生用、半夏、龙胆草、生明没药（即没药）各三钱，此系汤剂；一方用真黑铅四两，铁锅内熔化，再加硫黄细末二两，撒于铅上，硫黄皆着，急用铁铲拌炒。铅经硫黄烧炼，皆成红色，因拌炒结成砂子，取出凉冷，碾轧成饼者系未化透之铅去之，余者再用乳钵[2]研极细末，搀朱砂细末与等分，再少加蒸熟麦面以仅可作丸为度，水和作丸，半分重干透足半分；一方用西药臭剥、臭素、安母纽谟各二钱，抱水过鲁拉尔（水合氯

[2] 乳钵：研细药物的器皿，形状像碗。其材质一般为陶瓷质。

醛）一钱，共研细，揽蒸熟麦面四钱，水和为丸，桐子大。右药，早晚各服西药十四丸，午时服铅硫朱砂丸十二丸，日服药三次，皆煎汤剂送下，汤药一剂可煎三次，以递送三次所服丸药，如此服药月余，痫风可以除根。《内经》云："诸风掉眩，皆属于肝。"肝经风火挟痰上冲，遂致脑气筋顿失其所司，周身抽掣，知觉全无。赭石含有铁质，既善平肝，而其降逆之力又能协同黑铅、朱砂以坠痰镇惊，此其所以效也。而必兼用西药者，因臭剥、臭素诸药，皆能强制脑筋以治病之标，俾目前不至反复，而后得徐以健脾、利痰、祛风、清火之药以铲除其病根也。

按语：张锡纯认为，痫风乃脑筋轻动妄行之病，而西药臭剥、抱水过鲁拉尔诸品，虽为麻醉之品，少用可以安定神志，若再与龙骨、牡蛎诸药同用，则奏效可见，开创了中西药合璧之先河。

方书所载利产之方，无投之必效者，惟方中重用赭石，可应手奏效。族侄荫棠媳，临产三日不下，用一切催生药，胎气转觉上逆。因其上逆，心忽会悟，为拟方用赭石二两，野台参、当归各一两，煎服后，须臾即产下。后用此方，多次皆效，即骨盘不开者，用之开骨盘亦甚效。盖赭石虽放胆用至二两，而有人参一两以补气，当归一两以生血，且以参、归之微温，以济赭石之微凉。温凉调和，愈觉稳妥也。矧产难者，非气血虚弱，即气血壅滞不能下行，人参、当归虽能补助气血，而性皆微兼升浮，得赭石之重坠则力能下行，自能与赭石相助为理，以成催生之功也。至于当归之滑润，原为利产良药，与赭石同用，其滑润之力亦愈增也。此方载三期八卷，名大顺汤。用此方时，若加卫足花子炒爆，或丈菊花瓣更效。至二药之性及其形状与所以奏效之理，皆详载于大顺汤后，兹不俱录。[1]

人之廉于饮食者，宜补以健脾之药，而纯用健补脾脏之品，恒多碍于胃气之降，致生胀满。是以补脾者宜以降胃之药佐之，而降胃之品又恒与气分虚弱者不宜。惟赭石性善降胃，而分毫不伤气分，且补药性多温，易

[1] 《神农本草经》谓赭石坠胎。张锡纯大胆创新，将赭石用于妊娠恶阻、难产等病，且疗效甚佳。

生浮热，赭石性原不凉而能引热下行所以诸家本草多言其性凉。是以愚习用赭石，不但以之降胃也，凡遇有虚热之证，或其人因热痰嗽，或其人因热怔忡，但问其大便不滑泻者，方中加以赭石，则奏效必速也。

内中风之证，忽然昏倒不省人事，《内经》所谓"血之与气并走于上"之大厥也。亦即《史记·扁鹊传》所谓"上有绝阳之络，下有破阴之纽"之尸厥[1]也。此其风非外来，诚以肝火暴动与气血相并，上冲脑部西人剖验此证谓脑部皆有死血，或兼积水，惟用药镇敛肝火，宁熄内风，将其上冲之气血引还，其证犹可挽回，此《金匮》风引汤所以用龙骨、牡蛎也。然龙骨、牡蛎，虽能敛火熄风，而其性皆涩，欠下达之力，惟佐以赭石则下达之力速，上逆之气血即可随之而下。曾治奉天大北关开醋房者杜正卿，忽然头目眩晕，口眼歪邪，舌强直不能发言，脉象弦长有力，左右皆然，视其舌苔白厚微黄，且大便数日不行，知其证兼内外中风也。俾先用阿斯必林瓦半，白糖水送下以发其汗，再用赭石、生龙骨、生牡蛎、蒌仁各一两，生石膏两半，菊花、连翘各二钱，煎汤，趁其正出汗时服之。一剂病愈强半，大便亦通。又按其方加减，连服数剂痊愈。

又治邻村韩姓媪，年六旬。于外感病愈后，忽然胸膈连心下突胀，腹脐塌陷，头晕项强，妄言妄见，状若疯狂。其脉两尺不见，关前摇摇无根，数至六至，此下焦虚惫冲气不摄，挟肝胆浮热上干脑部乱其神明也。遂用赭石、龙骨、牡蛎、山药、地黄皆用生者各一两，野台参、净萸肉各八钱，煎服一剂而愈。又少为加减，再服一剂以善其后。

又治邻村生员刘树帜，年三十许，因有恼怒，忽然昏倒不省人事，牙关紧闭，唇齿之间有痰涎随呼气外吐，六脉闭塞若无。急用作嚏之药吹鼻中，须臾得嚏，其牙关遂开。继用香油两余炖温，调麝香末一分灌下，半句钟时稍醒悟能作呻吟，其脉亦出，至数五至余，而两尺弱甚，不堪重按。知其肾阴亏损，故肝胆之火易上冲也。遂用赭

[1] 尸厥：病证名，厥证之一，指突然昏倒不省人事，其状如尸的病证。

石、熟地、生山药各一两，龙骨、牡蛎、净萸肉各六钱，煎服后豁然顿愈。继投以理肝补肾之药数剂，以善其后。

按：此等证，当痰火气血上壅之时，若人参、地黄、山药诸药，似不宜用，而确审其系上盛下虚，若《扁鹊传》所云云者，重用赭石以辅之，则其补益之力直趋下焦，而上盛下虚之危机旋转甚速，莫不随手奏效也。

按语： 代赭石为矿石类药物，质地沉重，最善引药、引热下行，对于阴阳不相维系，欲有阴阳离决之危候者，常与人参相伍为用，二者相得益彰，实为最佳配伍。代赭石质地沉重，吸引上焦浮热下行，协人参补益之力可直达下焦，使元气速归其宅，力挽将脱之势，故张锡纯认为"赭石诚为救颠扶危之大药也"。代赭石随症配伍还可治疗其他诸症，配当归、附子治少腹冷痛、阴寒囊缩；配玄参等清热之品降胃热上冲之气；配瓜蒌宽胸涤痰，下气散痞，治痰涎壅滞，胸膈痞满；配牛膝、龙骨、牡蛎滋阴潜阳，治疗肝阳上亢之中风等。纵观本节，大凡上盛下虚、痰涎壅盛、痰气上逆、浮阳上越等证，张锡纯均重用赭石，调整剂量，精当配伍，实为善用赭石之大家。

山药解

山药色白入肺，味甘归脾，液浓益肾，能滋润血脉，固摄气化，宁嗽定喘，强志育神，性平可以常服多服，宜用生者煮汁饮之，不可炒用，以其含蛋白质甚多，炒之则其蛋白质焦枯，服之无效。若作丸散，可轧细蒸熟用之。处方编中一味薯蓣饮后，附有用山药治愈之验案数则，可参观。[1]

按语： 山药作为药食两用植物之一，历代中医文献有较多记载。我国早在《神农本草经》中对其功效就有详细记载，称其具有"补中，益气力，长肌肉，久服耳目聪明，轻身不饥延年"的作用。《本草经读》也提出"山药，能补肾填精，精足则阴强、目明、耳聪"。《本草纲目》将其概括为五大功用"益肾气，健脾胃，

[1] 张锡纯对山药主张生用，不可炒用，因其含大量蛋白质，炒后无效。

《医学衷中参西录》临证助读系列 药论分册

止泄痢，化痰涎，润皮"。张锡纯对山药也颇为推崇。

[附案] 一室女，月信[1]年余未见，已成劳瘵[2]，卧床不起，治以拙拟资生汤[3]方载三期一卷，复俾日用生山药四两煮汁当茶饮之，一月之后，体渐复初，月信亦通，见者以此证可愈，诧为异事。

一妇人产后十数日，大喘大汗，身热劳嗽，医者用黄芪、熟地、白芍等药，汗出愈多。后愚诊视，脉甚虚弱，数至七至，审证论脉，似在不治。俾其急用生山药六两，煮汁徐徐饮之，饮完添水重煮，一昼夜所饮之水皆取于山药中，翌日又换山药六两，仍如此煮饮之，三日后诸病皆愈。

一人年四十余，得温病十余日，外感之火已消十之八九，大便忽然滑下，喘息迫促，且有烦渴之意，其脉甚虚，两尺微按即无。急用生山药六两，煎汁两大碗，徐徐温饮下，以之当茶，饮完煎渣再饮，两日共用山药十八两，喘与烦渴皆愈，大便亦不滑泻。

邻村泊庄高氏女，年十六七，禀赋羸弱，得外感痰喘证，投以《金匮》小青龙加石膏汤，一剂而愈。至翌日忽似喘非喘，气短不足以息，诊其脉如水上浮麻，不分至数，按之即无。愚骇曰："此将脱之证也。"乡屯无药局，他处取药无及，适有生山药两许，系愚向在其家治病购而未服者，俾急煎服之，下咽后气息既能接续，可容取药，仍重用生山药，佐以人参、萸肉、熟地诸药，一剂而愈。

一妇人年三十许，泄泻数月不止，病势垂危，倩人（雇请别人）送信于其父母。其父将往瞻视，询方于愚，言从前屡次延医治疗，百药不效。俾用生山药轧细，煮粥服之，日三次，两日痊愈，又服数日，身亦康健。

一娠妇，日发痫风，其脉无受娠滑象，微似弦而兼数，知阴分亏损血液短少也。亦俾煮山药粥服之即愈，又服数次，永不再发。

奉天大东关关氏少妇，素有劳疾，因产后暴虚，喘嗽大作。治以山药粥，日服两次，服至四五日，喘嗽皆愈，又服数日，其劳疾自此除根。

奉天大东关学校教员郑子绰之女，年五岁，秋日为

[1] 月信：又称信水，即月经。
[2] 劳瘵：病名。劳病之有传染性者。

[3] 资生汤：主要治疗劳瘵羸弱等证，具有补脾健胃、润肺止咳之功效。组成：生山药一两，玄参五钱，於术三钱，生鸡内金（捣碎）二钱，牛蒡子（炒，捣）三钱。

风寒所束，心中发热。医者不知用辛凉表散，而纯投以苦寒之药，连服十余剂，致脾胃受伤，大便滑下，月余不止，而上焦之热益炽。医者皆辞不治，始求愚为诊视。其形状羸弱已甚，脉象细微浮数，表里俱热，时时恶心，不能饮食，昼夜犹泻十余次，治以山药粥，俾随便饮之，日四五次，一次不过数羹匙，旬日痊愈。

寒温之证，上焦燥热、下焦滑泻者，皆属危险之候。因欲以凉润治燥热，则有碍于滑泻；欲以涩补治滑泻，则有碍于燥热。愚遇此等证，亦恒用生山药，而以滑石辅之，大抵一剂滑泻即止，燥热亦大轻减。若仍有余热未尽除者，可再徐调以凉润之药无妨。

按语： 张锡纯临证治病力求"稳"、"准"、"狠"，只要辨证准确，大可重量投之，反对医者用药庞杂。此观点在山药的运用中尤为突出。他认为山药药性平和，疗效确切，即使临床重症、危症也不例外。基于对山药的深刻认识，张锡纯对于一些"喘脱"、"汗脱"、"滑泄"等重症患者，单味山药重达六两，且屡试屡验，否定了陈修园认为"山药为寻常服食之物，不能治大病"的偏见。

奉天大东关旗人号崧宅者，有孺子，年四岁，得温病，邪犹在表，医者不知为之清解，遽投以苦寒之剂，服后连四五日滑泻不止，上焦燥热，闭目而喘，精神昏愦。延为诊治，病虽危险，其脉尚有根柢（dǐ，树木的根），知可挽回。遂用生山药、滑石各一两，生杭芍四钱，甘草三钱方载三期五卷，名滋阴清燥汤，煎汤一大茶杯，为其幼小，俾徐徐温饮下，尽剂而愈。然下久亡阴，余有虚热，继用生山药、玄参各一两以清之，两剂热尽除。

同庄张氏女，适邻村郭氏，受妊五月，偶得伤寒，三四日间，胎忽滑下。上焦燥渴，喘而且呻，痰涎壅盛，频频咳吐。延医服药，病未去而转增滑泻，昼夜十余次，医者辞不治，且谓危在旦夕。其家人惶恐，因其母家介绍迎愚诊视。其脉似洪滑，重按指下豁然，两尺尤甚，然为流产才四五日，不敢剧用山药滑石方。遂先用生山药二两，酸石榴一个，连皮捣烂，同煎汁一大碗，分三次温饮下，滑泻见愈，他病如故。再诊其脉，洪滑之力较实，因思：此证虽虚，且当忌用寒凉之时，然确有外感实热，若不解其热，他病何以得愈。时届晚三句钟，病人自言每日此时潮热[1]，又言精神困倦已极，昼夜苦不得睡。遂放胆投以生山药两半，滑石一两，生杭芍四钱，甘草三钱，煎汤一大碗，徐徐温饮下，一次止饮药一口，诚以产后脉象又虚，欲其药力常在上焦，不欲其寒凉侵下焦也。斯夜遂得安睡，渴与滑泻皆愈，喘与咳亦愈其半。又将山药、滑石各减五钱，加生龙骨、生牡蛎各八钱，一剂而愈。

一媪年近七旬，素患漫肿。愚为调治，余肿虽就愈而身体未复。忽于季春得温病，上焦烦热，病家自剖鲜地骨皮煮汁饮之，稍愈，又饮数次遂滑泻，数日不止，而烦热益甚。延为诊视，脉浮滑而数，重按无力。病家因病者年高，又素有疾病，惴惴惟恐不愈，而愚毅然许为治愈。遂治以山药、滑石、白芍、甘草方，山药、滑石皆重用一两，为其表证犹在，加连翘、蝉蜕各三钱方载三期五卷，名滋阴宣解汤，一剂泻止，烦热亦觉轻。继用拙拟白虎加人参以山药代粳米汤方载三期六卷，煎汁一碗，一次止温饮一大口，防其再滑泻也，尽剂而愈。

邻村生员李子咸先生之女，年十四五，感冒风热，遍身疹瘰[2]，烦渴滑泻，又兼喘促，其脉浮数无力。愚踌躇再四，他药皆不对证，亦重用生山药、滑石，佐以白芍、甘草、连翘、蝉蜕，两剂诸病皆愈。盖疹瘰最忌滑泻，滑泻则疹毒不能外出，故宜急止之。至连翘、蝉蜕，在此方中不但解表，亦善治疹瘰也。

奉天财政厅科员刘仙舫，年二十五六，于季冬得伤寒，经医者误治，大便滑泻无度，而上焦烦热，精神昏愦，时作谵语，脉象洪数，重按无力。遂重用生山药两半，滑石一两，生杭芍六钱，甘草三钱，一剂泻止，上焦烦热不退，仍作谵语。爰用（改用）玄参、沙参诸凉润之药清之，仍复滑泻。再投以前方，一剂泻又止，而上焦之烦热益甚，精神亦益昏愦，毫无知觉。仙舫家

[1] 潮热：发热有一定的规律性，如潮水按时来潮一样，故称为潮热。

[2] 疹瘰：又称风疹块、鬼风疙瘩，多因感受风邪所致，是一种常见的皮肤病，主要表现皮肤出现大小不等、形状不一的风团，自觉瘙痒。

营口，此时其家人毕至，皆以为不可复治。诊其脉虽不实，仍有根柢，至数虽数，不过六至，知犹可治。遂慨切谓其家人曰："果信服余药，此病尚可为也。"其家人似领悟。为疏方，用大剂白虎加人参汤，更以生山药一两代粳米，大生地一两代知母，煎汤一大碗，嘱其药须热饮，一次止饮一口，限以六句钟内服完，尽剂而愈。

山药又宜与西药白布圣（即胃蛋白酶，英文名为Pepsin）并用。盖凡补益之药，皆兼有壅滞之性。山药之壅滞，较参、术、芪有差，而脾胃弱者多服、久服亦或有觉壅滞之时。佐以白布圣以运化之，则毫无壅滞，其补益之力乃愈大。奉天缉私督察处调查员罗荫华，年三十许，虚弱不能饮食，时觉眩晕，步履恒仆，自觉精神常欲涣散，其脉浮数细弱，知仓猝不能治愈。俾用生怀山药细末一两，煮作粥，调入白布圣五分服之，日两次，半月之后病大轻减，月余痊愈。

沧州兴业布庄刘俊卿之夫人，年五十余，身形瘦弱，廉于饮食，心中怔忡则汗出，甚则作抽掣，若痫风。医治年余，病转加甚。驰书询方，愚为寄方数次，病稍见轻，旋又反复。后亦俾用生山药末煮粥，调白布圣服之，四十余日病愈，身体健康。

友人朱钵文，滦州博雅士也，尤精于医。其来院中时，曾与论及山药与白布圣同服之功效。后钵文还里，值其孙未周岁失乳，食以牛乳则生热。钵文俾用山药稠粥，调以白布圣及白糖哺之，数月后其孙比吃乳时转胖。后将其方传至京师，京中用以哺小儿者甚多，皆胖壮无病。

按语：张锡纯认为，医者治病不仅要辨证遣方准确，其煎煮制备及服法亦至关重要。张锡纯对于山药的煎服方法颇有研究，根据需要，灵活应用。本节除了入煎剂外，用山药煮粥也是张锡纯用药的一大特色，并指出山药汁本就黏厚，煮粥以后，其黏附胃肠力增强，使之"留恋胃肠，以待药力实施"，尤其对于脾胃虚弱，大便溏泄患者尤为适宜，如薯蓣粥、薯蓣鸡子黄粥等。此外，张锡纯认为，山药虽壅滞之力差于人参、白术、黄芪，但脾胃虚弱之人多服、久服，也有碍胃之嫌，故以山药合西药白布圣同服。白布圣为用吃乳小猪、小牛胃中津液制成的一种药物，具有很好的健胃消食作用，二者配伍应用，取长补短，增加疗效。这种中西药相互配合、融为一体的用药思想，开创了中西汇通之先河！

法库万泽东之令堂，自三十余岁时，即患痰喘咳嗽，历三十年百药不效。且年愈高，病亦愈进，至民国十年春，又添发烧、咽干、头汗出、食不下等证。延医诊视，云是痰盛有火，与人参清肺汤加生地、丹皮等味，非特无效，反发热如火，更添泄泻，有不可终日之势。后忽见《医学衷中参西录》一味薯蓣饮，遂用生怀山药四两，加玄参三钱，煎汤一大碗，分数次徐徐温服，一剂即见效，至三剂病愈强半，遂改用生怀山药细末一两，煮作粥服之，日两次，间用开胃药，旬余而安，宿病亦大见轻，大约久服宿病亦可除根。泽东素知医，自此从愚学医。又万泽东之夫人，大便泄泻数年不愈，亦服山药粥而愈。[1]

按：民纪辛未，内子（对妻子的称呼）大病半年，一日垂危，似喘非喘，气短不足以息。自知不起，嘱赶备后事。二女德清翻阅四期《医学衷中参西录》，见山药各条如是神奇，值家中购有生山药四两，急浓煎一小碗，灌服，过十分钟气息即能接续，诸证亦较轻减。自是每日仍服山药四两，作一日之饮料，接服四阅月，计用生山药五十余斤痊愈。至今体气较未病之前为健。

受业高崇勋谨注

[1] 张锡纯对于山药的应用，根据病情不同，用量差异也较大，反映了他用药灵活、谙熟独到。

地黄解

鲜地黄性寒，微苦微甘，最善清热、凉血、化瘀血、生新血，治血热妄行吐血、衄血，二便因热下血。其中含有铁质，故晒之蒸之则黑，其生血凉血之力，亦赖所含之铁质也。

干地黄即药房中生地黄，经日晒干，性凉而不寒，生血脉，益精髓，聪明耳目，治骨蒸劳热，肾虚生热。

熟地黄用鲜地黄和酒，屡次蒸晒而成。其性微温，甘而不苦，为滋阴补肾主药。治阴虚发热，阴虚不纳气作喘，劳瘵咳嗽，肾虚不能漉水，小便短少，积成水肿，以及各脏腑阴分虚损者，熟地黄皆能补之。

[**附案**] 地黄之性，入血分不入气分，而冯楚瞻谓其大补肾中元气，论者多訾（zī，衡量，计量）其说，然亦未可厚非也。癸巳秋，应试都门，曾在一部郎家饮酒。其家有女仆年三十许，得温病十余日，势至垂危，将扁于外。同坐贾佩卿谓愚知医，主家延为诊视。其证昼夜泄泻，昏不知人，呼之不应，其脉数至七至，按之即无。遂用熟地黄二两，生山药、生杭芍各一两，甘草三钱，煎汤一大碗，趁温徐徐灌之，尽剂而愈。

又治邻村泊庄高氏女，资禀素羸弱，得温病五六日，痰喘甚剧，投以《金匮》小青龙加石膏汤，喘顿止。时届晚八点钟，一夜安稳，至寅时[1]喘复作，精神恍惚，心中怔忡。再诊其脉，如水上浮麻，按之即无，不分至数，此将脱之候也。急疏方，用熟地黄四两，生山药一两，野台参五钱，而近处药房无野台参并他参亦罄尽，遂单用熟地黄、生山药煎服，一日连进三剂，共用熟地黄十二两，其病竟愈此证当用三期一卷来复汤，方中重用山萸肉二两，而治此证时其方犹未拟出。当时方中若有野台参，功效未必更捷，至病愈之后，救脱之功将专归于野台参矣。

又邻村李边务李媪，年七旬，劳喘甚剧，十年未尝卧寝。俾每日用熟地煎汤当茶饮之，数日即安卧。其家人反惧甚，以为如此改常，恐非吉兆，而不知其病之愈也。

又邻村龙潭张媪，年过七旬，孟夏病温，五六日间，身热燥渴，精神昏愦，舌似无苔，而舌皮数处作黑色，干而且缩，脉细数无力。当此高年，审证论脉，似在不治。踌躇再四，为疏两方，一方即白虎加人参以山药代粳米汤；一方用熟地黄二两，生山药、枸杞各一两，真阿胶五钱，煎汤后，调入生鸡子黄四枚。二方各煎汤一大碗，徐徐轮流温服，尽剂而愈。

又奉天省长公署科长侯寿平之哲嗣，年五岁，因服凉泻之药太过，致成慢惊[2]。胃寒吐泻，常常瘛疭（chìzòng，手足抽动不止），精神昏愦，目睛上泛，有危在倾刻之

《医学衷中参西录》临证助读系列
药论分册

72

象。为处方，用熟地黄二两，生山药一两，干姜、附子、肉桂各二钱，净萸肉、野台参各三钱，煎汤一杯半，徐徐温饮下，吐泻瘛疭皆止，精神亦振，似有烦躁之意，遂去干姜加生杭芍四钱，再服一剂痊愈。

统观以上诸案，冯氏谓地黄大补肾中元气之说，非尽无凭。盖阴者阳之守，血者气之配，地黄大能滋阴养血，大剂服之，使阴血充足，人身元阳之气，自不至上脱下陷也。

按语：据诸多本草著作记载，中药地黄其性寒，入血分，生地黄偏于凉血止血，熟地黄偏于补血养阴。诸如《本草纲目》曰："女子多血热，宜用生地黄……熟地黄能补精血。"虞抟《医学正传》云："生地黄生血……熟地黄补血。"《本草正》认为："诸经之阴血虚者，非熟地不可。"《名医别录》云："主妇人崩中血不止。"历代也出现了很多关于地黄的常用配方，如《备急千金要方》中治疗血分热盛的犀角地黄汤，《妇人大全良方》中治疗各种出血的四生丸，《圣济总录》中治疗肺损吐血不止的地黄饮，《太平圣惠方》中治疗产后崩中、下血不止的地黄酒等。临证中其疗效都得到反复印证，所以地黄入血分作用肯定，无可厚非，并且现代研究也进一步证实地黄煎剂、生地黄炭、熟地黄炭灌胃，都有降低血液凝固时间的作用。而对于地黄补气入气分的观点，历代医家记载较少，仅李杲认为"若脉虚，则宜熟地黄。地黄假火力蒸，故能补肾中元气"，以及《本经逢原》有"熟地黄，假火力蒸晒，转苦为甘，为阴中之阳，故能补肾中元气"的记载，故临证应用较少。张锡纯在本篇中用自己的临证经验印证了地黄的大补肾中元气作用，为后世医家应用于气分奠定了实践基础。

甘草解

甘草性微温，其味至甘，得土气最全。万物由土而生，复归土而化，故能解一切毒性。甘者主和，故有调和脾胃之功；甘者主缓，故虽补脾胃而实非峻补。炙

[1] 甘草的一种炮
制方法，即生甘草
用蜂蜜拌匀，炒至
不粘手取出摊晾，
然后入药，又名炙
甘草、蜜炙甘草。

[2] 介绍了甘草
的甘缓之性在不同
经方中的配伍意
义，可见张锡纯对
经方的研究之透，
体会甚深。

[3] 肺痈：指热
毒壅结于肺，肺叶
生疮，肉败血腐，
形成脓肿，以发
热、咳嗽、胸痛、
咯吐腥臭浊痰，甚
则咯吐脓血痰为主
要临床表现的一种
病证。

[4] 粉甘草：为
生皮甘草，表面淡
黄色，平坦，有刀
削及纵裂纹，主要
用于解毒清火。

用[1]则补力较大，是以方书谓胀满证忌之。若轧末生服，转能通利二便，消胀除满。若治疮疡亦宜生用，或用生者煎服亦可。其皮红兼入心，故仲景有甘草泻心汤，用连、芩、半夏以泻心下之痞，即用甘草以保护心主，不为诸药所伤损也。至白虎汤用之，是借其甘缓之性以缓寒药之侵下；通脉汤、四逆汤用之，是借其甘缓之性，以缓热药之僭上。与芍药同用，能育阴缓中止疼，仲景有甘草芍药汤；与干姜同用，能逗留其热力使之绵长，仲景有甘草干姜汤；与半夏、细辛诸药同用，能解其辛而且麻之味，使归和平。惟与大戟、芫花、甘遂、海藻相反，余药则皆相宜也。[2]

古方治肺痈[3]初起，有单用粉甘草[4]四两，煮汤饮之者，恒有效验。愚师其意，对于肺结核之初期，咳嗽吐痰，微带腥臭者，恒用生粉甘草为细末，每服钱半，用金银花三钱煎汤送下，日服三次，屡屡获效。若肺病已久，或兼吐脓血，可用粉甘草细末三钱，浙贝母、三七细末各钱半，共调和为一日之量，亦用金银花煎汤送下。若觉热者，可再加玄参数钱，煎汤送服。皮黄者名粉甘草，性平不温，用于解毒清火剂中尤良。

按语：张锡纯对甘草颇有研究，认为甘草生用，解毒之力甚笃，为疮家主药，且其味至甘，得土气最厚，归脾益土，生金益肺。临证中，生甘草与治痛要药金银花合用，治疗肺痈初期；肺痈日久，兼吐脓者，配伍浙贝母、三七等；肺痈伴发热者，配玄参以清热解毒。张锡纯以生甘草为君，根据病情，灵活配伍，并自拟清金解毒汤、清凉华盖饮等，均为传世经方。

己未孟冬，奉天霍乱盛行。官银号总办刘海泉君谓，当拟方登报以救疾苦，愚因拟得两方登之于报。一为急救回生丹，用甘草细末一钱，朱砂细末钱半，冰片三分，薄荷冰亦名薄荷脑二分，共调匀，作三次服，约多半点钟服一次。一为卫生防疫宝丹，用甘草细末十两，细辛细末两半，香白芷细末一两，薄荷冰四钱，冰片二钱，水泛为丸，梧桐子大，用朱砂细末三两为衣，每服八十粒，多至一百二十粒。二方在奉天救人多矣。时桓仁友人袁霖普，为直隶故城县尹，致函问方，遂开两方与之。后来信用急救回生丹，施药二百六十剂，即治愈二百六十人，至第二年其处又有霍乱，袁君复将卫生防疫宝丹方制药六大料，治愈千人。二次袁君将其方传遍近处各县，救人尤多。二方中皆重用甘草，则甘草之功用可想也。然其所以如此奏效者，亦多赖将甘草轧细生用，未经蜜炙、水煮耳。诚以暴病传染皆挟有毒气流行，生用则其解毒之力较大，且甘草熟用则补，生用则补中仍有流通之力，故于霍乱相宜也。至于生用能流通之说，可以事实征之。[1]

开原王姓幼童，脾胃虚弱，饮食不能消化，恒吐出，且小便不利，周身漫肿，腹胀大，用生甘草细末与西药白布圣各等分，每服一钱，日三次，数日吐止便通，肿胀皆消。

又铁岭友人魏紫绂，在通辽镇经理储蓄会。其地多甘草，紫绂日以甘草置茶壶中当茶叶冲水饮之，旬日其大小便皆较勤，遂不敢饮。后与愚觌面，为述其事，且问甘草原有补性，何以通利二便？答曰："甘草熟用则补，生用则通。以之置茶壶中虽冲以开水，其性未熟，仍与生用相近，故能通也。"

又门生李子博言，曾有一孺子患腹疼，用暖脐膏贴之，后其贴处溃烂，医者谓多饮甘草水可愈。复因饮甘草水过多，小便不利，身肿腹胀，再延他医治之，服药无效。其地近火车站，火车恒装卸甘草，其姊携之拾甘草嚼之，日以为常，其肿胀竟由此而消。观此，则知甘草生用熟用，其性竟若是悬殊。用甘草者，可不于生熟之间加之意乎？

按语：张锡纯对于生甘草、炙甘草的功效研究甚透，巧妙应用，疗效卓著，在临证中对于患者以甘草当茶饮导致大小便勤，认为甘草生服，可通利二便，消胀除满。而患者长期饮用甘草水者又可致小便不利，脘腹胀满，张锡纯认为水煮甘草，偏重于益气补脾，日久可壅滞碍胃故胀满。可见甘草生用、炙用功效截然不同。

[1] 张锡纯认为，甘草生用，解毒之力甚笃，可与蚤休媲美，尤其在治疗霍乱代表方急救回生丹和卫生防疫宝丹方剂中，更以生甘草为君药以清热解毒，两方在当时霍乱暴发之时，被广泛应用。

朱砂解

朱砂味微甘性凉，生于山麓（shānlù，指山坡和周围平地相接的部分）极深之处，为汞五硫一化合而成。硫属阳，汞属阴，为其质为阴阳团结，且又性凉体重，故能养精神、安魂魄、镇惊悸、熄肝风；为其色赤入心，能清心热，使不耗血，故能治心虚怔忡及不眠；为其原质硫汞，皆能消除毒菌，故能治暴病传染、霍乱吐泻；为其色赤为纯阳之色，故能驱除邪祟不祥；为其含汞质甚多，重坠下行，且色赤能入肾，导引肾气上达于心，则阴阳调和，水火既济；目得水火之精气以养其瞳子，故能明目；外用之，又能敷疮疡疥癞诸毒，亦借其原质为硫汞化合之力也。

邹润安[1]曰：凡药所以致生气于病中，化病气为生气也。凡用药取其禀赋之偏，以救人阴阳之偏胜也。是故药物之性，未有不偏者。徐洄溪曰：药之用，或取其气，或取其味，或取其色，或取其形，或取其质，或取其性情，或取其所生之时，或取其所成之地。愚谓，丹砂则取其质与气与色为用者也。质之刚是阳，内含汞则阴气之寒是阴，色纯赤则阳，故其义为阳抱阴，阴承阳，禀自先天，不假作为。人之有生以前，两精相搏即有神，神依于精乃有气，有气而后有生，有生而后知识具以成其魂，鉴别昭以成其魄。故凡精气失其所养，则魂魄遂不安，欲养之安之，则舍阴阳紧相抱持、密相承接之丹砂又奚取乎？然谓主身体五脏百病，养精神，安魂魄，益气明目何也？夫固以气寒，非温煦生生之具，故仅能于身体五脏百病中，养精神、安魂魄、益气明目耳。若身体五脏百病中，其不必养精神、安魂魄、益气明目者，则不必用丹砂也。血脉不通者，水中之火不继续也；烦满消渴者，火中之水失滋泽也。中恶腹痛阴阳不相保抱，邪得乘间以入；毒气疥瘘诸疮，阳不畜阴而反灼阴，得惟药之阳抱阴、阴涵阳者治之，斯阳不为阴贼，阴不为阳累，诸疾均可已矣。

按：此为邹氏释《本经》之文，可谓精细入微矣。

壬寅秋月，霍乱流行。友人毛仙阁之侄，受此证至垂危，衣冠既毕，舁之床上。仙阁见其仍有微息，遂研朱砂钱

[1] 邹润安：邹澍，字润安，清代医药学家，江苏武进人。撰有《本经疏证》，对《神农本草经》中的药物研究、剖析得深刻而透辟。

许，和童便灌之，其病由此竟愈。又一女子受此病至垂危，医者辞不治，时愚充教员于其处，求为诊治，亦用药无效。适有摇铃卖药者，言能治此证，亦单重用朱砂钱许，治之而愈。愚从此知朱砂善化霍乱之毒菌。至己未在奉天拟得急救回生丹、卫生防疫宝丹两方，皆重用朱砂，治愈斯岁之患霍乱者不胜纪，传之他省亦救人甚伙，可征朱砂之功效神奇矣。然须用天产朱砂方效，若人工所造朱砂色紫成大块作锭形者，为人工所造朱砂，止可作颜料用，不堪入药。[1]

按语：本章节张锡纯从药物法象理论的角度阐释了朱砂的性能、功效及作用机理。中药法象理论是古代诸多医家经过长期的摸索，反复验证，对疗效确切的中药，推测作用机理时，结合其产地、采集时月、气候特点、质地轻重、形状特点、纹理粗细、药用部位等方面，与中国古代五运六气、阴阳、五行学说等哲学思想融会贯通的思维模式。除了朱砂，张锡纯在对血余炭、茯苓、蜈蚣、麦冬、柴胡等阐释其功效时均采用了这种取象比类的思维方法。

鸦胆子解俗名鸭蛋子，即苦参所结之子

鸦胆子味极苦，性凉，为凉血解毒之要药。善治热性赤痢赤痢间有凉者，二便因热下血。最能清血分之热及肠中之热，防腐生肌，诚有奇效。愚生平用此药治愈至险之赤痢不胜纪。用时去皮，每服二十五粒，极多至五十粒，白糖水送下。此物囫囵吞服，去皮时仁有破者，去之勿服，服之恐作呕吐。

按：鸦胆子诸家未言治疮、解毒，而愚用之以治梅毒及花柳毒淋皆有效验，捣烂醋调敷疔毒，效验异常，洵（xún，实在、确实）良药也。

受业张方舆按：鸦胆子又善治疣，疣即俗所谓瘊子也。以鸦胆子去皮，取白仁之成实者，杵为末，以烧酒和涂少许，小作疮即愈。予面部生疣，以他法治愈，次年复发，凡三四年后，求治于寿师，师告以此方，按法涂之，二日患处烧烂如莲子大一块，并不觉痛，旋结痂而愈，永不复发。

[1] 张锡纯认为，天然朱砂味微甘性凉，由硫磺、水银合成，无毒，具有镇惊安神、解毒除菌的功效，为治疗小儿惊风、霍乱吐泻的要药。若人工所造之品，有毒，不可入药。

按语： 鸦胆子虽又称苦参子，但不是苦参所结之子，苦参所结之子为苦参实，这一观点应该纠正。鸦胆子和苦参是两种不同种属的植物。鸦胆子是苦木科植物鸦胆子的干燥成熟果实。苦参实为豆科苦参属的植物苦参所结之子。二者不可混淆，切忌在临床用药中出现差错。

龙骨解　附：　龙齿

龙骨味淡，微辛，性平，质最粘涩，具有翕（xī，合，聚）收之力以舌舐之即吸舌不脱，有翕收之力可知，故能收敛元气、镇安精神、固涩滑脱[1]。凡心中怔忡，多汗淋漓，吐血、衄血，二便下血，遗精白浊，大便滑泻，小便不禁，女子崩带，皆能治之。其性又善利痰，治肺中痰饮咳嗽，咳逆上气；其味微辛，收敛之中仍有开通之力。故《本经》谓其主泻利脓血，女子漏下，而又主癥瘕坚结也。龙齿与龙骨性相近，而又饶（丰富，多）镇降之力。故《本经》谓主小儿、大人惊痫，癫疾狂走，心下结气，不能喘息也。[2]

龙之为物，历载于上古、中古各书，原可确信其有也。而西人则谓天地间决无此物，所谓龙骨者，乃山矿中之石类。诚如西人之说，则药肆[3]所鬻之龙骨，何以宛有骨节，且有齿与角乎？愚尝与内炼诸道友谈及，而道友之内炼功深者，则谓两眉之间恒自见有阳光外现作金色，仿佛若龙。愚乃恍然悟会，古人所谓尸居龙见者，即此谓也。并悟天地间之所谓龙，原系天地间元阳之气，禀有元阳之灵，即有时得诸目睹，无非元阳之光外现也。然其光有象无质此《易》所谓，在天成象，故龙之飞腾变化，莫可端倪（事情的头绪迹象）。此《易》之乾卦论纯阳之天德，而取象于龙，使龙实有体质，仍貌然一物耳，岂可以仿天德哉？然气化之妙用，恒阴阳互相应求，龙之飞也，太空之阴云应之，与之化合而成雨；龙之潜也，地下之阴气应之，与之化合而成形此《易》所谓，在地成形，所成之形名为龙骨，实乃龙身之模范也。迨阳气萌动上升，龙之元阳乘时飞去，而其化合所成之形质仍留地中，于是取以入药，具有翕收之力。

[1] 张锡纯治学严谨，亲身体验，对药物性能的探索精神值得我们后人学习。

[2] 张锡纯根据自己的切身体会，明确提出龙骨"善利痰"，此作用知者甚少，体现了先生师古而不泥古的可贵之处，补充完善了龙骨功效。

[3] 药肆：销售中药材和中成药的店铺。

凡人身阴阳将离，气血滑脱，神魂浮越之证，皆能愈之。以其原为真阴真阳之气化合而成，所以能使人身之阴阳互根，气血相恋，神魂安泰而不飞越也。如谓系他物之骨，久埋地中，得山陇之气化而为石性，若石蟹、石燕[1]者，然而天地间何物之骨，有若是之巨者哉？

　　徐灵胎曰：龙得天地元阳之气以生，藏时多，见时少，其性至动而能静，故其骨最粘涩，能收敛正气，凡心神耗散、肠胃滑脱之疾皆能已之。且敛正气而不敛邪气，所以仲景于伤寒之邪气未尽者亦用之。

　　上所录徐氏议论极精微，所谓敛正气而不敛邪气，外感未尽亦可用之者，若仲景之柴胡加龙骨牡蛎汤、桂枝甘草龙骨牡蛎汤诸方是也。愚于伤寒、温病，热实脉虚，心中怔忡，精神骚扰者，恒龙骨与萸肉、生石膏并用，即可随手奏效有案载萸肉条下可参观。至其谓龙为元阳之气所生，愚因之则别有会心，天地有元阳，人身亦有元阳，气海中之元气是也。此元气在太极为未判阴阳，包括为先天生生之气即无极也。由此阳气上升而生心，阳气下降而生肾，阴阳判而两仪立矣。心阳也，而中藏血液；肾阴也，而中藏相火。阴中有阳，阳中有阴，而四象成矣。龙为天地之元阳所生，是以元气将涣散者，重用龙骨即能敛住，此同气感应之妙用也。且元气之脱，多由肝经肝系下与气海相连，故元气之上脱者必由肝经，因肝主疏泄也。夫肝之取象为青龙，亦与龙骨为同气，是以龙骨之性，既能入气海以固元气，更能入肝经以防其疏泄元气，此乃天生妙药，是以《本经》列之上品也。且为其能入肝敛戢（收敛）肝木，愚于忽然中风肢体不遂之证，其脉甚弦硬者，知系肝火肝风内动，恒用龙骨同牡蛎加于所服药中以敛戢之，至脉象柔和，其病自愈。三期七卷有镇肝熄火汤，五期三卷有建瓴汤，皆重用龙骨，方后皆有验案可参观。

　　按语：张锡纯勤求古训，博采众方，认真分析徐灵胎有关龙骨的论述，并结合自己的亲身尝试，认识到该药"质最粘涩，具有翕收之力"；在反复推敲仲景在伤寒邪气留恋之时多加用龙骨后，张锡纯大胆提出龙骨"敛正气而不敛邪气"的优化选择作用，这一独到见地在日后的遣方用药如清肾汤、补络补管汤、理血汤等方中均有体现。张锡纯汇集诸家学说，潜心研究，独具匠心，不愧为近现代中国中医学界的医学泰斗。

陈修园曰：痰水也，随火而上升，龙属阳而潜于海，能引逆上之火、泛滥之水下归其宅，若与牡蛎同用，为治痰之神品。今人止知其性涩以收脱，何其浅也。

王洪绪谓：龙骨宜悬于井中，经宿而后用之。观此，可知龙骨不宜煅用也。愚用龙骨约皆生用，惟治女子血崩，或将流产，至极危时恒用煅者，取其涩力稍胜，以收一时之功也。

按语：张锡纯在本章中引用徐灵胎、陈修园、王洪绪有关神话中龙的传说，分析龙骨的性味功效，实有穿凿附会之嫌。

张锡纯在最后一段中用"惟"、"一时"，说明其对于龙骨主张生用。"善用生药"是张锡纯临床用药的一大特色。他认为"愚于诸药多喜生用，欲存其本性也"，说明"生用存性"，但亦并非一概而论。张锡纯还提出临证中若专取其收涩之力时可煅用，认为龙骨煅后收涩之力增强，此观点亦为现代医家认可。

牡蛎解

牡蛎味咸而涩，性微凉，能软坚化痰，善消瘰疬[1]，止呃逆，固精，治女子崩带。《本经》谓其主温疟[2]者，因温疟但在足少阳，故不与太阳相并为寒，但与阳明相并为热此理参观五期一卷《少阳为游部论》始明。牡蛎之生，背西向东，为足少阳对宫之药，有自然感应之理，故能入其经而祛其外来之邪。主惊恚（huì，指恨、怒）怒气者，因惊则由于胆，怒则由于肝，牡蛎咸寒属水，以水滋木，则肝胆自得其养。且其性善收敛有保合之力，则胆得其助而惊恐自除；其质类金石有镇安之力，

[1] 瘰疬：病名，是颈部缓慢出现豆粒大小圆滑肿块，累累如串珠，不红不痛，溃后脓水清稀，夹有败絮状物，易成瘘管为主要表现的结核类疾病，相当于西医的淋巴结结核。

[2] 温疟：病名，又名瘅疟，指内有伏邪，夏季复感暑热而发的一种疟疾。临床主要表现为先热后寒、热重寒轻、口渴喜冷饮，舌质红，脉轻按浮数、重按无力等。

则肝得其平而恚怒自息矣。至于筋原属肝，肝不病而筋之或拘或缓者自愈，故《本经》又谓其除拘缓也。

牡蛎所消之瘰疬，即《本经》所谓瘿瘤。《本经》载之，尽人皆能知之，而其所以能消瘿瘤者，非因其咸能软坚也。盖牡蛎之原质，为碳酸钙化合而成，其中含有沃度（碘化钾）亦名海典。沃度者，善消瘤赘瘰疬之药也。处方编中消瘰丸下附有验案可参观。[1]

方书谓牡蛎左顾者佳，然左顾右顾辨之颇难，因此物乃海中水气结成，亿万相连，或覆或仰，积聚如山，古人谓之蚝山蚝即牡蛎。复而生者，其背凸，仍复置之，视其头向左回者为左顾；仰而生者，其背凹，仍仰置之，其头亦向左回者为左顾。若不先辨其复与仰，何以辨其左顾右顾乎？然以愚意测之，若瘰疬在左边者，用左顾者佳；若瘰疬在右边者，左顾者亦未必胜于右顾者也。[2]

牡蛎若作丸散，亦可煅用，因煅之则其质稍软，与脾胃相宜也。然宜存性，不可过煅，若入汤剂仍以不煅为佳。

[**附案**] 一少年，项侧起一瘰疬，大如茄，上连耳，下至缺盆，求医治疗，言服药百剂，亦不能保其必愈，而其人家贫佣工，为人耘田，不惟无钱买如许多药，即服之亦不暇。然其人甚强壮，饮食甚多，俾于每日三餐之时，先用饭汤送服煅牡蛎细末七八钱，一月之间消无芥蒂。然此惟身体强壮、且善饭者，可如此单服牡蛎，若脾胃稍弱者，即宜佐以健补脾胃之药，不然恐瘰疬未愈，而脾胃先伤，转致成他病也。

按语：牡蛎味咸，软坚散结，治疗瘰疬，诸多古典医籍均有类似记载。如，《神农本草经》曰："牡蛎……除拘缓瘿瘤。"《珍珠囊》认为："软痞积……治疮肿，为软坚收涩之剂。"《本草纲目》载："化痰软坚……消疝瘕积块，瘿疾结核。"张锡纯认真吸取前人经验，集思广益，并结合自己临证经验，独辟新意。他认为，牡蛎治疗瘰疬的机理不是其咸软坚，而是其含有沃度的原因。

张锡纯还认为牡蛎多生用，即便对脾胃虚弱患者需煅用时，也明确指出"不可过煅"。现代药理研究进一

[1] 张锡纯认为，牡蛎治疗瘰疬的机理不是其咸软坚，而是其含有沃度的原因。

[2] 张锡纯对于左顾右顾牡蛎的鉴别进行了详细的描述，并根据临证经验指出左侧瘰疬左顾者佳，右侧瘰疬右顾者佳。

步证实了此观点的正确性，认为牡蛎煅烧后碳酸盐分解，产生氧化钙等，有机质被破坏。

张锡纯广泛吸取古典医籍、古代医家运用牡蛎的经验并结合临证体会，对牡蛎的功效、应用及注意事项等都有独特见解，对我们学习应用牡蛎提供了宝贵经验和启示。

石决明解

石决明味微咸，性微凉，为凉肝镇肝之要药。肝开窍于目，是以其性善明目，研细水飞[1]作敷药能除目外障，作丸散内服能消目内障消内障，丸散优于汤剂。为其能凉肝，兼能镇肝，故善治脑中充血作疼作眩晕，因此证多系肝气肝火挟血上冲也。是以愚治脑充血证，恒重用之至两许。其性又善利小便、通五淋，盖肝主疏泄，为肾行气，用决明以凉之镇之，俾肝气、肝火不妄动自能下行；肾气不失疏泄之常，则小便之难者自利，五淋之涩者自通矣。此物乃鳆甲也，状如蛤，单片附石而生，其边有孔如豌豆，七孔、九孔者佳，宜生研作粉用之，不宜煅用。

按语：张锡纯认为，石决明宜生用，不宜煅用。据现代研究报道，煅制处理对石决明外观性状、质地、成品得率、总钙、水煎出钙含量及成分煎出率、微量元素含量均有影响。综合分析，石决明煅制品的质量优于生品。煅制品中明煅制品以900℃、1小时为佳。煅淬品优于明煅品，本实验条件下淬液醋优于盐水。考虑到辅料对临床疗效的影响，可根据临床上的实际情况选择不同的炮制品。

玄参解

玄参色黑，味甘微苦，性凉多液，原为清补肾经之药。中心空而色白此其本色，药房多以黑豆皮水染之，则不见其白矣，故又能入肺以清肺家燥热，解毒消火，最宜于肺病结核、肺热咳嗽。《本经》谓其治产乳余疾，因其性凉而不寒，又善滋阴，且兼有补性凡名参者皆含有补性，故产后血虚生热及产后寒温诸证，热入阳明者，用之最宜。愚生

［1］水飞：中药学术语，中药炮制法，即借药物在水中的沉降性质分取药物极细粉末的一种方法。适用于不溶于水的矿物药——朱砂、雄黄、炉甘石。

平治产后外感实热，其重者用白虎加人参汤以玄参代方中知母，其轻者用拙拟滋阴清胃汤方载三期八卷，系玄参两半，当归三钱，生杭芍四钱，茅根二钱，甘草钱半，亦可治愈。诚以产后忌用凉药，而既有外感实热，又不得不以凉药清之，惟石膏与玄参，《本经》皆明载治产乳，故敢放胆用之。然用石膏又必加人参以辅之，又不敢与知母并用，至滋阴清胃汤中重用玄参，亦必以四物汤中归、芍辅之，此所谓小心、放胆，并行不背也。《本经》又谓，玄参能明目，诚以肝开窍于目，玄参能益水以滋肝木，故能明目，且目之所以能视者，在瞳子中神水充足，神水固肾之精华外现者也。以玄参与柏实、枸杞并用，以治肝肾虚而生热，视物不了了者，恒有捷效也。又外感大热已退，其人真阴亏损，舌干无津，胃液消耗，口苦懒食者，愚恒用玄参两许，加潞党参二三钱，连服数剂自愈。

按语： 张锡纯治疗产后发热诸证，对经方最善变通，灵活使用。本节中，张锡纯以玄参代白虎加人参汤中知母，治疗产后实热证。张锡纯认为，石膏辛凉清热，玄参甘苦滋阴，一滋一清，祛邪不伤正，扶正不留邪。张锡纯认为，产后体质虚弱，最忌贪凉，即便有热象，投以寒凉药也应慎重，故以微凉玄参代替苦寒知母，事半功倍。总之，张锡纯遣药组方，灵活变通，寒凉有节，其思维方法和用药经验，值得后人研究和运用。

当归解

当归味甘微辛，气香，液浓，性温，为生血活血之主药，而又能宣通气分，使气血各有所归，故名当归。其力能升因其气厚而温能降因其味厚而辛，内润脏腑因其液浓而甘，外达肌表因其味辛而温。能润肺金之燥，故《本经》谓其主咳逆上气；能缓肝木之急，故《金匮》当归芍药散治妇人腹中诸疼痛；能补益脾血，使人肌肤华泽；生新兼能化瘀，故能治周身麻痹、肢体疼痛、疮疡肿疼；活血兼能止血，故能治吐血衄血须用醋炒取其能降也、二便下血须用酒炒取其能升也；润大便兼能利小便，举凡血虚血枯、阴分亏损之证，皆宜用之。惟虚劳多汗、大便滑泻者，皆禁用。[1]

受业孙静明按：凡治痢疾于消导化滞药中，加当归一二钱，大便时必觉通畅。此足证当归润大便之功效也。

当归之性虽温，而血虚有热者，亦可用之。因其能生血即能滋阴，能滋阴即能退热也。其表散之力虽微，而颇善祛风。因风着人体恒致血痹，血活痹开，而风自去也。至于女子产后受风发搐，尤宜重用当归。因产后之发搐，半由于受风，半由于血虚血虚不能荣筋。当归既能活血以祛风，又能生血以补虚。是以愚治此等证，恒重用当归一两，少加散风之品以佐之，即能随手奏效。

[**附案**] 一少妇，身体羸弱，月信一次少于一次，浸至只来少许，询问治法。时愚初习医未敢疏方，俾每日单用当归八钱煮汁饮之，至期所来经水遂如常，由此可知当归生血之效也。[2]

一人年四十余，得溺血证，自用当归一两酒煮，饮之而愈。后病又反复，再用原方不效，求为诊治，愚俾单用去皮鸦胆子五十粒，冰糖化水送下而愈。后其病又反复，再服鸦胆子方两次无效，仍用酒煮当归饮之而愈。夫人犹其人，证犹其证，从前治愈之方，后用之有效有不效者，或因血证之前后凉热不同也。然即此亦可知当归之能止下血矣。[3]

按语：血痹，病名。痹者，闭也。气血为邪气阻闭，不通则痛。中医学对痹证的认识，已有2000多年的历史，早在《灵枢·九针论》《素问·痹论》《素问·五脏生成》与《灵枢·周痹》中即有对该病的记载。《圣济总录》《诸病源候论·血痹候》《金匮要略》《医宗必读·痹》等对该病的病因、病机、治疗等方面都提出了新的见解，使血痹的理论不断系统、完善。张锡纯结合前人经验，认为血痹多由素体气血虚弱，夜卧当风，或因劳汗出，风邪乘虚而入，气血阻滞不通而致。"治风先治血，血行风自灭"，故张锡纯治疗时非常重视活血开痹。他认为，中药当归既能养血活血、又具表散之力以祛在表之风邪，实为治疗血痹的要药。临床治疗女子产后血虚受风引起的血痹，重用当归少佐散风之品，奏效神速。张锡纯的思路清晰、辨证准确、选药精当，值得后人学习借鉴。

[1] 张锡纯勤求古训，博览群书，结合《神农本草经》、《金匮要略》及个人经验，分析、总结了当归的功效主治和禁忌。

[2] 体现了张锡纯临证"捡对证之药，但此一味投之，以观其效力"，"重用一味煎汤数盏，徐徐服之，恒能挽回极重之病"的用药思想。

[3] 在临证中不断积累经验，通过此病例总结出当归有止血功能，治疗下焦出血，独辟蹊径，拓展、完善了当归的功效主治。

医学衷中参西录第四期第三卷

芍药解

芍药味苦微酸，性凉多液单煮之，其汁甚浓，善滋阴养血，退热除烦。能收敛上焦浮越之热下行自小便泻出，为阴虚有热小便不利者之要药。为其味酸，故能入肝以生肝血；为其味苦，故能入胆而益胆汁；为其味酸而兼苦，且又性凉，又善泻肝胆之热，以除痢疾后重痢后重者，皆因肝胆之火下迫，疗目疾肿疼肝开窍于目。与当归、地黄同用，则生新血；与桃仁、红花同用，则消瘀血；与甘草同用，则调和气血，善治腹疼；与竹茹同用，则善止吐衄；与附子同用，则翕收元阳下归宅窟。惟力近和缓，必重用之始能建功。

芍药原有白、赤二种，以白者为良，故方书多用白芍。至于化瘀血，赤者较优，故治疮疡者多用之，为其能化毒热之瘀血不使溃脓也。白芍出于南方，杭州产者最佳，其色白而微红，其皮则红色又微重。为其色红白相兼，故调和气血之力独优。赤芍出于北方关东三省，各山皆有，肉红皮赤，其质甚粗，若野草之根，故张隐庵[1]、陈修园[2]皆疑其非芍药花根。愚向亦疑之，至奉后因得目睹，疑团方释，特其花叶皆小，且花皆单瓣，其花或粉红、或紫色。然无论何色，其根之色皆相同。

[**附案**] 一童子年十五六岁，于季春得温病。经医调治，八九日间大热已退，而心犹发热，怔忡莫支，小便不利，大便滑泻，脉象虚数，仍似外邪未净。为疏方，用生杭芍二两，炙甘草一两半，煎汤一大碗，徐徐温饮下，尽剂而愈。夫《本经》谓芍药益气，元素谓其止泻利，即此案观之，洵不误也。然必以炙草辅之，其功效乃益显。

按：此证原宜用拙拟滋阴清燥汤，原有芍药六钱、甘草三钱，又加生怀山药、滑石各一两，而当时其方犹未拟出，但投以芍药、甘草，幸亦随手奏效。二方之中，其甘草一生用、一炙用者，因一则少用之以为辅佐品，借以调和药之性味，是以生用；一则多用之至两半，借其补益之力以止滑泻，是以炙用，且《伤寒论》

[1] 张隐庵：即张志聪（1616—1674），清代著名医家，浙江钱塘人。代表作有《黄帝内经素问集注》《黄帝内经灵枢集注》等。

[2] 陈修园：1753—1823，清代医学家，名念祖，字修园，又字良有，号慎修。福建长乐人。著有《伤寒论浅释》《长沙方歌括》等传世。

原有芍药甘草汤为育阴之妙品，方中芍药、甘草各四两，其甘草亦系炙用也。

邻村黄龙井周宝和，年二十余，得温病，医者用药清解之，旬日其热不退。诊其脉左大于右者一倍，按之且有力。夫寒温之热传入阳明，其脉皆右大于左，以阳明之脉在右也。即传入少阳厥阴，其脉亦右大于左，因既挟有外感实热，纵兼他经，仍以阳明为主也。此证独左大于右，乃温病之变证，遂投以小剂白虎汤方中生石膏只用五钱，重加生杭芍两半，煎汤两茶杯顿饮之，须臾小便一次甚多，病若失。

邻村霍氏妇，周身漫肿，腹胀，小便不利，医者治以五皮饮[1]不效。其脉数而有力，心中常觉发热，知其阴分亏损，阳分又偏盛也。为疏方，用生杭芍两半，玄参、滑石、地肤子、甘草各三钱，煎服一剂即见效验，后即方略为加减，连服数剂痊愈。

奉天大西关陈某，年四十余，自正月中旬，觉心中发热，懒食。延至暮春，其热益甚，常常腹疼，时或泄泻，其脉右部弦硬异常，按之甚实，舌苔微黄。知系外感伏邪，因春萌动，传入胃腑，久而化热，而肝木复乘时令之旺以侮克胃土，是以腹疼且泄泻也。其脉象不为洪实而现弦硬之象者，因胃土受侮，亦从肝木之化也。为疏方，用生杭芍、生怀山药、滑石、玄参各一两，甘草、连翘各三钱，煎服一剂，热与腹疼皆愈强半，可以进食。自服药后大便犹下两次，诊其脉象已近和平，遂将方中芍药、滑石、玄参各减半，又服一剂痊愈。

奉天宪兵营陈连长夫人，年二十余，于季春得温病，四五日间延为诊治。其证表里俱热，脉象左右皆洪实，腹中时时切疼，大便日下两三次，舌苔厚而微黄，知外感邪热已入阳明之府，而肝胆乘时令木气之旺，又挟实热以侮克中土，故腹疼而又大便勤也，亦投以前方，加鲜茅根三钱，一剂腹疼便泻即止，又服一剂痊愈。观此二案，《伤寒论》诸方，腹痛皆加芍药，不待疏解而自明也。至于茅根入药，必须鲜者方效，若无鲜者可不用。

[1] 五皮饮：方名。同名方有四，使用较多者出自宋代医家陈无择《三因极一病证方论》卷十四，组成为大腹皮、桑白皮、茯苓皮、生姜皮、陈橘皮各等分，共为粗末，每服三钱，水盏半，煎至八分，去滓，不拘时候温服。为行气利水之效方。

[1] 八正散：方名。出自《太平惠民和剂局方》，组成为车前子、瞿麦、萹蓄、滑石、山栀、炙甘草、木通、大黄（面裹煨，去面，切，焙）各一斤，共为散，每服二钱，水一盏，入灯心煎至七分，去滓温服。

一妇人年三十许，因阴虚小便不利，积成水肿甚剧，大便亦旬日不通。一老医投以八正散[1]不效，友人高夷清为出方，用生白芍六两，煎汤两大碗，再用生阿胶二两融化其中，俾病人尽量饮之，老医甚为骇疑，夷清力主服之，尽剂而二便皆通，肿亦顿消。后老医与愚晤面为述其事，且问此等药何以能治此等病？答曰："此必阴虚不能化阳，以致二便闭塞，白芍善利小便，阿胶能滑大便，二药并用又大能滋补真阴，使阴分充足以化其下焦偏盛之阳，则二便自能利也。"

长子荫潮，治一水肿证，其人年六旬，二便皆不通利，心中满闷，时或烦躁，知其阴虚积有内热，又兼气分不舒也。投以生白芍三两，橘红、柴胡各三钱，一剂二便皆通。继服滋阴理气少加利小便之药痊愈。

按语：芍药味苦微酸，性凉多液，入肝能养肝血，入胆而益胆汁，善于滋阴养血，退热除烦，收敛上焦浮热从小便而出，为阴虚有热小便不利之要药；又能泻肝胆之热以除痢疾后重，眼目肿痛。临床使用广泛，唯其力和缓，多重用以取效。

芍药的药用分赤芍、白芍两种。白芍以杭白芍最优，色红白相间，能够调和气血；赤芍善化瘀血，热毒疮痈之证多用。

后附医案数则。一童子患温病，阴虚有热而致小便不利，大便滑泄，白芍合甘草徐徐温饮，尽剂而愈，以芍药能益气、止泻利之故。周宝和案，温病热入阳明，用白虎汤重加杭白芍两半，使热从小便而解。霍氏妇人，阴亏阳盛之肿胀、小便不利，重用杭白芍而愈。陈某外感伏热挟肝火乘克胃土，致腹痛泄泻，发热懒食，以及陈连长夫人温病邪入阳明，肝胆实热相挟乘克中土所致腹痛、便频，皆仿《伤寒论》芍药甘草汤之意重用白芍而取效。又一妇人，阴虚小便不利，水肿、大便不通，以阿胶配伍生杭芍而愈；荫潮所治一水肿证，阴虚内热兼气分不舒，以生白芍配伍橘红、柴胡行气而愈；以上二则皆取芍药滋阴利小便之功。

芎劳解

芎劳味辛、微苦、微甘，气香窜，性温。温窜相并，其力上升、下降、外达、内透无所不至。故诸家本草，多谓其能走泄真气，然无论何药，皆有益有弊，亦视用之何如耳。其特长在能引人身清轻之气上至于脑，治脑为风袭头疼，脑为浮热上冲头疼，脑部充血头疼。其温窜之力，又能通活气血，治周身拘挛，女子月闭无子。虽系走窜之品，为其味微甘且含有津液，用之佐使得宜，亦能生血。

或问：芎劳治脑为风袭头疼，以其有表散之力也；治浮热上冲头疼，因其能引凉药之力至脑以清热也。二证用芎劳宜矣，至脑部充血头疼而治以川芎，不益引血上行乎？岂为其微苦而有降血下行之力乎？答曰：此理之精微可即化学明之，天地间诸气相并，惟氢气居最上一层，观氢气球在空气之中能自上升是也。人之脑中原多氢气，有时氢气缺乏，诸重浊之气即可乘脑部之空虚而上干，而上行养脑之血，或即因之而逾（越过，超过）其常度，此脑充血之所由来也。芎劳能引脏腑之氢气上达脑部，自能排挤重浊之气下降，而脑部之充血亦即可因之下降，犹无论何气，在氢气中自下沉也，此其所以治脑部充血头疼也。然愚治脑部充血头疼，另有妙方，不必重用芎劳也。牛膝条下附载治愈之案，可参观。

四物汤中用芎劳，所以行地黄之滞也，所以治清阳下陷时作寒热也。若其人阴虚火升，头上时汗出者，芎劳即不宜用。

[**附案**] 友人郭省三夫人，产后头疼，或与一方当归、芎劳各一两煎服即愈。此盖产后血虚兼受风也。愚生平用芎劳治头疼不过二三钱。曾治一人年三十余，头疼数年，服药或愈，仍然反复。其脉弦而有力，左关尤甚，知其肝血亏损，肝火炽盛。投以熟地、柏实各一两，生龙骨、生牡蛎、龙胆草、生杭芍、枸杞各四钱，甘草、芎劳各二钱，一剂疼止，又服数剂永不反复。又治一人，因脑为风袭头疼，用芎劳、菊花各三

钱，煎汤服之立愈。

按语：芎䓖，现称川芎，味辛、微苦、微甘，性温，气香窜。因其温而香窜，故其力上下内外无所不至，能够通活气血，治疗周身拘挛，女子月闭无子，尤善入于脑中，故川芎为头痛之要药，产后血虚受风疼痛，肝火炽盛之头痛以及风寒袭于头部之头痛皆可随证配伍他药使用，唯阴虚火盛、但头汗出者不宜。川芎味微甘，配伍得当，亦能养血，血证名方四物汤中用之，以行地黄之滞，使得四药相合，行血而不伤，补血而不泥。

大黄解

大黄味苦，气香，性凉，能入血分，破一切瘀血。为其气香，故兼入气分，少用之亦能调气，治气郁作疼。其力沉而不浮，以攻决为用，下一切癥瘕积聚。能开心下热痰以愈疯狂，降肠胃热实以通燥结，其香窜透窍之力又兼利小便大黄之色服后入小便，其利小便可知。性虽趋下而又善清在上之热，故目疼齿疼，用之皆为要药。又善解疮疡热毒，以治疗[1]毒尤为特效之药疗毒甚剧，他药不效者，当重用大黄以通其大便自愈。其性能降胃热，并能引胃气下行，故善止吐衄；仲景治吐血、衄血有泻心汤，大黄与黄连、黄芩并用。《本经》谓其能"推陈致新"，因有黄良之名。仲景治血痹虚劳，有大黄䗪虫丸[2]，有百劳丸[3]，方中皆用大黄，是真能深悟"推陈致新"之旨者也。

按：《金匮》泻心汤，诚为治吐血、衄血良方，惟脉象有实热者宜之。若脉象微似有热者，愚恒用大黄三钱，煎汤送服赤石脂细末四五钱。若脉象分毫无热，且心中不觉热者，愚恒用大黄细末、肉桂细末各六七分，用开水送服即愈。

凡气味俱厚之药，皆忌久煎，而大黄尤甚，且其质经水泡即软，煎一两沸药力皆出，与他药同煎宜后入，若单用之开水浸服即可，若轧作散服之，一钱之力可抵煎汤者四钱。

[1]疗：外科病名。表现为局部皮肤红、肿、热、痛，小结节，可逐渐增大，呈锥形隆起，继而中央变软出现白色脓栓。

[2]大黄䗪虫丸：方名。出自《金匮要略·血痹虚劳病脉证并治》。缓中补虚，为治疗久病血瘀之缓剂。组成为大黄十分，黄芩二两，甘草三两，桃仁一升，杏仁一升，芍药四两，干地黄十两，干漆一两，虻虫一两，水蛭百枚，蛴螬一升，䗪虫半升。

[3]百劳丸：方名。《医学纲目》卷五引陈大夫传仲景方。主治劳瘵积滞，迁延日久者。药物组成为当归（炒）、乳香、没药、人参各一钱，大黄四钱，虻虫十四枚（去翅、足），水蛭十四枚（制）。上为细末，炼蜜为丸，如梧桐子大，每服100丸，五更时用百劳水下，至泻下恶物为度。

大黄之力虽猛，然有病则病当之，恒有多用不妨者。是以治癫狂其脉实者，可用至二两；治疔毒之毒热甚盛者，亦可用至两许。盖用药以胜病为准，不如此则不能胜病，不得不放胆多用也。

愚在籍（出生地）时，曾至邻县海丰治病。其地有程子河为黄河入海故道，海中之船恒泊其处。其地有杨氏少妇，得奇疾，赤身卧帐中，其背肿热，若有一缕着身，即觉热不能忍，百药无效。后有乘船自南来赴北闱（wéi，科举时代称考场）乡试者，精通医术，延为诊视。言系阳毒，俾用大黄十斤，煎汤十碗，放量饮之，数日饮尽，竟霍然痊愈。为其事至奇，故附记之。

受业高崇勋按：大黄为治疔毒特效药，见五期七卷论治疗宜重用大黄，其方业经同学遵用，取效颇捷。

按语：大黄，味苦，性凉，气香，入血分能破一切瘀血，善解疮疡热毒，为治疗疔毒特效药。兼入气分，量少可以调气，治疗气机郁滞胀满疼痛；又可通窍而利小便。其香窜之性可清在上之热，为目疼齿痛之要药。力沉以攻决为用，可下一切癥瘕积聚。开心下热痰以疗癫狂，降肠胃热实以通燥结。其沉降之性，又善清胃热，引胃气下行，故善止吐衄，《伤寒论》中大黄黄连泻心汤用之为典范之法。《神农本草经》谓其"推陈致新"，仲景亦于大黄䗪虫丸、百劳丸中用之。

张锡纯指出，大黄以治吐衄，不仅实热证可用，也可随证配伍不同药物扩大使用范围。脉微似有热者，可伍以赤石脂；脉象无热，心中亦不觉热者，可以肉桂配伍大黄。

关于煎服法的注意事项，张锡纯指出大黄气味俱厚，忌久煎，应后下，或开水浸服，或作散服用以增加疗效。其药力虽猛，然而有是证则用是药，病证相符者可放胆使用。

后附医案一则，杨氏少妇背肿热奇证，以大黄煎汤大碗服用而愈。取其入于血分，凉血清热解毒，由此可见大黄确为疗疮肿痛之良药。

朴硝、硝石解

朴硝味咸、微苦，性寒，禀天地寒水之气以结晶。水能胜火，寒能胜热，为心火炽盛有实热者之要药。疗心热生痰，精神迷乱，五心潮热，烦躁不眠。且咸能软坚，其性又善消，故能通大便燥结，化一切瘀滞。咸入血分，故又善消瘀血，治妊妇胎殇（殇，书面语，意为未到成年就死去）未下。外用化水点眼，或煎汤熏洗，能明目消翳（翳，眼睛角膜病变后遗留下来的瘢痕），愈目疾红肿。《本经》谓炼服可以养生，所谓炼者，如法制为玄明粉，则其性尤良也。然今时之玄明粉，鲜（xiǎn，意为少）有如法炼制者，凡药房中所鬻之玄明粉，多系风化朴硝，其性与朴硝无异。

[**附案**] 一少年女子，得疯疾癫狂甚剧，屡次用药皆未能灌下。后为设方，单用朴硝当盐，加于菜蔬中服之，病人不知，月余痊愈，因将其方载于《医学衷中参西录》。后法库门生万泽东治一少女疯狂，强灌以药，竟将药碗咬破，仍未灌下。泽东素阅《医学衷中参西录》，知此方，遂用朴硝和鲜莱菔（萝卜的别名）作汤，令病人食之，数日痊愈。

奉天清丈局科员刘敫陈，年四十余，得结证，饮食行至下脘，复转而吐出，无论服何药亦如兹（指示代词，这个），且其处时时切疼，上下不通者已旬日矣。俾用朴硝六两，与鲜莱菔片同煮，至莱菔烂熟捞出，又添生片再煮，换至六七次，约用莱菔七八斤，将朴硝咸味借莱菔提之将尽，余浓汁四茶杯，每次温饮一杯，两点钟一次，饮至三次，其结已开，大便通下。其女公子时患痢疾，俾饮其余，痢疾亦愈。

奉天财政厅科长于允恭夫人，年近五旬，因心热生痰，痰火瘀滞，烦躁不眠，五心[1]潮热，其脉象洪实。遂用朴硝和炒熟麦面炼蜜为丸，三钱重，每丸中约有朴硝一钱，早晚各服一丸，半月痊愈。盖人多思虑则心热气结，其津液亦恒随气结于心下，经心火灼炼而为热痰。朴硝咸且寒，原为心经对宫之药，其咸也属水，力能胜

[1] 五心：指两手心、两脚心和胸心。

火，而又寒能胜热，且其性善消，又能开结，故以治心热有痰者最宜。至于必同麦面为丸者，以麦为心谷，心脏有病以朴硝泻之，即以麦面补之，补破相济为用，则药性归于和平，而后可久服也。

硝石即焰硝，俗名火硝。味辛、微咸，性与朴硝相近，其寒凉之力逊于朴硝，而消化之力胜于朴硝，若与皂矾同用，善治内伤黄疸，消胆中结石、膀胱中结石即石淋及钩虫病钩虫及胆石病，皆能令人成黄疸。处方编中有审定《金匮》硝石矾石散[1]方，可参观。

按语：朴硝味咸、微苦而性寒，禀天地寒水之气，为治疗心火炽盛之要药，用于痰热郁结之烦躁、惊痫；咸能软坚，善消有形积滞，故能通大便燥结，消痰化滞；咸而入血，又能消瘀血，治疗妊妇胎死不下及瘀血诸证。朴硝外用又可消目疾红肿热痛，亦取其咸寒之性。

后附医案数则，因朴硝味咸而采用食疗之法。其中两则以朴硝当盐，使病人慢慢服用，治愈癫狂之证无法服药之重症。一则以食疗法治愈刘敷陈之大便燥结，取其咸能软坚；又以之治痢疾，取其咸能入血，软坚化瘀解毒。又一则治疗于允恭夫人心热生痰所致烦躁不眠、五心潮热，也取食疗之法，平淡之法愈疑难杂症，令人赞叹。

硝石俗名火硝，味辛、微咸，性质近于朴硝，寒凉之力稍逊而散结软坚之力优。《金匮要略》中有硝石矾石散方，与皂矾配合，治疗内伤黄疸、胆结石、膀胱结石等。

厚朴解

厚朴味苦、辛，性温，治胃气上逆，恶心呕哕，胃气郁结胀满疼痛，为温中下气之要药。为其性温，味又兼辛，其力不但下行，又能上升外达，故《本经》谓其主中风[2]、伤寒[3]、头疼。《金匮》厚朴麻黄汤[4]，用治咳而脉浮。与橘、夏并用，善除湿满；与姜、术并用，善开寒痰凝结；与硝、黄并用，善通大便燥结；与乌药并用，善治小便

[1] 硝石矾石散：方名。出自《金匮要略·黄疸病脉证并治》。硝石、矾石等分为散，以大麦粥汁合服方寸匕，日三服。能够消痰化湿，治疗湿浊与瘀血内阻的女劳疸。

[2] 中风：证名。为外感风邪的表证。

[3] 伤寒：证名。指伤于寒邪的表证。

[4] 厚朴麻黄汤：方名。出自《金匮要略·肺痿肺痈咳嗽上气病脉证治》，治疗寒饮挟热之咳嗽上气。组成为厚朴五两，麻黄四两，石膏如鸡子大，杏仁半升，半夏半升，干姜二两，细辛二两，小麦一升，五味子半升。

[1] 甄权：541—643，河南省扶沟县人，是隋唐时期著名的高寿医学家。一生著述颇多，有《药性论》四卷传世。

[2] 叶香岩：即清代名医叶天士（1666—1745），名桂，号香岩，别号南阳先生。"温病四大家"之一，有《临证指南医案》《温热论》等传世。

[3] 苓桂术甘汤：方名。出自《金匮要略·痰饮咳嗽病脉证并治》。温阳蠲饮，健脾利水，为治疗痰饮病的主方。组成为茯苓四两，桂枝三两，白术三两，甘草二两。

[4] 元素：即张元素，字洁古，金代著名医学家，"金元四大家"之一，"易水学派"创始人。著有《医学启源》《脏腑标本寒热虚实用药式》等。

因寒白浊。味之辛者属金，又能入肺以治外感咳逆；且金能制木，又能入肝，平肝木之横恣以愈胁下掀疼；其色紫而含有油质，故兼入血分。甄权[1]谓其破宿血（留滞较久的瘀血），古方治月闭亦有单用之者。诸家多谓其误服能脱元气，独叶香岩[2]谓"多用则破气，少用则通阳"，诚为确当之论。

[**附案**] 一少妇因服寒凉开胃之药太过，致胃阳伤损，饮食不化，寒痰瘀于上焦，常常短气。治以苓桂术甘汤[3]加干姜四钱、厚朴二钱，嘱其服后若不觉温暖，可徐徐将干姜加重。后数月见其家人，言干姜加至一两二钱，厚朴加至八钱，病始脱然（舒适貌，指疾病突然消失）。问何以并将厚朴加重，谓："初但将干姜加重则服之觉闷，后将厚朴渐加重至八钱，始服之不觉闷，而寒痰亦从此开豁矣。"由是观之，元素[4]谓"寒胀之病，于大热药中兼用厚朴，为结者散之之神药"，诚不误也。

愚二十余岁时，于仲秋（秋季的第二个月，即农历八月，民间称为中秋）之月，每至申酉（以十二地支计时，申时又名日晡，指下午三到五点；酉时又名日入，指下午五到七点）时腹中作胀，后于将作胀时，但嚼服厚朴六七分许，如此两日，胀遂不作。盖以秋金收令太过，致腹中气化不舒，申酉又是金时，是以至其时作胀耳。服厚朴辛以散之，温以通之，且能升降其气化，是以愈耳。

愚治冲气（冲脉之气。冲脉为奇经八脉之一，具有调节十二正经气血的作用，被称为"血海"、"十二经之海"）上冲，并挟痰涎上逆之证，皆重用龙骨、牡蛎、半夏、赭石诸药以降之、镇之、敛之，而必少用厚朴以宣通之，则冲气、痰涎下降，而中气仍然升降自若无滞碍。

按语：厚朴味苦、辛，性温，为温中下气之要药，善治胃气上逆，恶心呕哕，胃气郁结腹中胀满疼痛。其力下行且能上升、外达，故《神农本草经》谓其"主中风、伤寒、头痛"，《金匮要略》厚朴麻黄汤用之治疗"喘而脉浮"之证。厚朴味辛属金，故入肺以治外感咳逆，入肝能平肝气之恣逆而治疗胁下掀疼。厚朴色紫，兼能入血，破宿血治疗闭经之证。张锡纯指出叶天士所说"厚朴多用则破气，少用则通阳"，对厚朴的功效评价可谓恰如其分。

后附医案，一少妇胃阳虚，寒痰短气，用苓桂术甘汤重用干姜、厚朴而建功。正如张元素所说："寒胀之病，于大热药中兼用厚朴，为结者散之之神药。"

麻黄解

麻黄味微苦，性温，为发汗之主药。于全身之脏腑经络，莫不透达，而又以逐发太阳风寒为其主治之大纲。故《本经》谓其主中风、伤寒、头痛诸证，又谓其主咳逆上气者，以其善搜肺风，兼能泻肺定喘也。谓其破癥瘕积聚者，以其能透出皮肤毛孔之外，又能深入积痰凝血之中，而消坚化瘀之药可偕（xié，一同，协同）之以奏效也。且其性善利小便，不但走太阳之经，兼能入太阳之腑，更能由太阳而及于少阴是以伤寒少阴病用之，并能治疮疽白硬、阴毒[1]结而不消。

太阳为周身之外廓。外廓者，皮毛也，肺亦主之。风寒袭人，不但入太阳，必兼入手太阴肺经，恒有咳嗽微喘之证。麻黄兼入手太阴，为逐寒搜风之要药，是以能发太阳之汗者不仅麻黄，而《伤寒论》治太阳伤寒无汗，独用麻黄汤者，治足经而兼顾手经也。

凡利小便之药，其中空者多兼能发汗，木通、萹蓄之类是也。发汗之药，其中空者多兼能利小便，麻黄、柴胡之类是也。伤寒太阳经病，恒兼入太阳之腑膀胱，致留连（滞留）多日不解。麻黄治在经之邪，而在腑之邪亦兼能治之。盖在经之邪由汗而解，而在腑之邪亦可由小便而解，彼后世自作聪明，恒用他药以代麻黄者，于此义盖未之审也。

[1] 阴毒：病证名，指痈疽等无明显红、肿、热、痛表现者。

[1] 越婢汤：方名。出自《金匮要略·水气病脉证并治》，由麻黄、石膏、生姜、大枣、甘草组成，能够发汗散水，清透郁热，治疗风水夹热证。

[2] 陆九芝：即陆懋修，字九芝，清代医家，博极群书，活人无算。学精《黄帝内经》、运气，治宗仲景家法。著有《世补斋医书文集》《不谢方》《伤寒论阳明病释》《仲景方汇录》等。

受风水肿之证，《金匮》治以越婢汤[1]，其方以麻黄为主，取其能祛风兼能利小便也。愚平素临证用其方，服药后果能得汗，其小便即顿能利下，而肿亦遂消。特是其方因麻黄与石膏并用，石膏之力原足以监制麻黄，恒有服之不得汗者，今变通其方，于服越婢汤之前，先用白糖水送服西药阿斯必林一瓦半，必能出汗，趁其正出汗时，将越婢汤服下，其汗出必益多，小便亦遂通下。

东人三浦博士，用麻黄十瓦，煎成水一百瓦，为一日之量，分三次服下，治慢性肾炎小便不利及肾脏萎缩小便不利，用之有效、有不效，以其证之凉热虚实不同，不知用他药佐之以尽麻黄之长也。试观《金匮》水气门越婢汤，麻黄辅以石膏，因其脉浮有热也脉浮故系有风，实亦有热；麻黄附子汤辅以附子，因其脉沉而寒也。通变化裁，息息与病机相符，是真善用麻黄者矣。

邹润安曰：麻黄之实，中黑外赤，其茎宛似脉络骨节，中央赤、外黄白节上微有白皮。实者先天，茎者后天。先天者，物之性，其义为由肾及心；后天者，物之用，其义为由心及脾胃。由肾及心，所谓肾主五液，入心为汗也。由心及脾胃，所以分布心阳，外至骨节肌肉皮毛，使其间留滞无不倾囊出也。故栽此物之地，冬不积雪，为其能伸阳气于至阴之中，不为盛寒所遏耳。

古方中有麻黄，皆先将麻黄煮数沸吹去浮沫，然后纳他药。盖以其所浮之沫发性过烈，去之所以使其性归和平也。

麻黄带节发汗之力稍弱，去节则发汗之力较强，今时用者大抵皆不去节。至其根则纯系止汗之品。本是一物，而其根茎之性若是迥殊（相差很远）。非经细心实验，何以知之？

陆九芝[2]谓：麻黄用数分，即可发汗，此以治南方之人则可，非所论于北方也。盖南方气暖，其人肌肤薄弱，汗最易出，故南方有麻黄不过钱之语；北方若至塞外，气候寒冷，其人之肌肤强厚，若更为出外劳碌，不避风霜之人，又当严寒之候，恒用至七八钱始能汗者。夫用药之道，贵因时、因地、因人，活泼斟酌以胜病为主，不可拘于成见也。

　　按语：《神农本草经》记载麻黄"主中风、伤寒、头痛诸证，咳逆上气"，因麻黄善搜肺风，泻肺定喘；又谓其"破癥瘕积聚"，因其能够透达全身，可配合攻逐之药以收破瘀散结之效。

　　麻黄入太阳经，太阳主表，肺主皮毛，故麻黄又可兼入手太阴肺经，善治太阳风寒外感兼咳嗽微喘之证。麻黄治疗太阳在经之邪，也可入于太阳之腑，发汗兼利小便，使在经之邪由汗而解，在腑之邪从小便而出。《金匮要略》越婢汤治疗受风水肿，主以麻黄，取其祛风兼能通利小便之性。张锡纯指出，在服用越婢汤的同时，可以加服阿斯必林，促进其发汗之力；又指出单纯以麻黄利尿而效不佳者，因其不辨证之寒热虚实之故。脉浮有热者，可仿越婢汤意，麻黄辅以石膏；脉沉而有寒者，可仿麻黄附子细辛汤意，麻黄辅以附子，通变化裁，务求与病机相符。

　　关于麻黄的使用，张锡纯指出：其一，当去其浮沫，减其发汗峻烈之性，使其性归于和平；其二，麻黄去节则发汗力增强；其三，麻黄根能止汗，当细心分别。张锡纯又引用陆九芝的说法，指出麻黄发汗用量的多少，和南北方病人的体质差异有关，应因时、因地、因人制宜，活泼斟酌，不可拘于成见。

柴胡解

　　柴胡味微苦，性平，禀少阳生发之气。其气于时为春，于五行为木，故柴胡为足少阳主药，而兼治足厥阴。肝气不舒畅者，此能舒之；胆火甚炽盛者，此能散之；至外感在少阳者，又能助其枢转以透膈升出之。故《本经》谓其主寒热。寒热者，少阳外感之邪也。又谓其主心腹肠胃中结气，饮食积聚。诚以五行之理，木能疏土，为柴胡善达少阳之木气，则少阳之气自能疏通胃土之郁，而其结气、饮食积聚自消化也。

《本经》柴胡主寒热，山茱萸亦主寒热。柴胡所主之寒热，为少阳外感之邪，若伤寒、疟疾是也，故宜用柴胡和解之；山萸肉所主之寒热，为厥阴内伤之寒热，若肝脏虚极忽寒忽热，汗出欲脱是也，故宜用山萸肉补敛之。二证之寒热虽同，而其病因判若天渊（判，明显的区别。渊，深水。极有区别，一个在天上，一个在渊底。形容两者相差极为悬殊），临证者当细审之，用药慎勿误投也。

忆甲戌年，有王凤卜者，德州人，作商津门，病寒热，医者不知其为肝虚之寒热也，以为少阳伤寒，以柴胡、枳实等药投之。服后约半小时，忽全身颤抖不止，怔忡烦乱。急延余治，余持其脉，则手振颤不能循按。问："何以遽尔（骤然，突然）致此？"曰："因服药使然。"索方视之，曰："此必其肝阴素虚者也。更用柴胡、枳实劫肝散气，祸不旋踵（旋转脚跟。比喻时间极短，灾祸就要到来）矣。"因忆寿师之言，乃急取生杭萸肉一两，煎汤送服朱砂细末五分而安。用柴胡者，不可不注意也。

受业张方舆谨注

柴胡非发汗之药，而多用之亦能出汗。小柴胡汤多用之至八两，按今时分量计之，且三分之古方一煎三服，故可三分，一剂可得八钱。小柴胡汤中如此多用柴胡者，欲藉（借助）柴胡之力升提少阳之邪，以透膈上出也。然多用之又恐其旁行发汗，则上升之力不专，小柴胡汤之去渣重煎，所以减其发汗之力也。

或疑小柴胡汤既非发汗之药，何以《伤寒论》百四十九节服柴胡汤后有汗出而解之语？不知此节文义，原为误下之后服小柴胡汤者说法。夫小柴胡汤系和解之剂，原非发汗之剂，特以误下之后，胁下所聚外感之邪，兼散漫于手少阳三焦，因少阳为游部（部位游动不定，散在于身体上、中、下三部。《素问·阴阳类论》云："三阳为经，二阳为维，一阳为游部。"），手足少阳原相贯彻（贯通）也。此时仍投以小柴胡和解之，则邪之散漫于三焦者，遂可由手少阳外达之经络，作汗而解。而其留于胁下者，亦与之同气相求，借径于手少阳而汗解，故于"发热汗出"上，特加一"却"字，言非发其汗而却由汗解也。然足少阳之由汗解原非正路，乃其服小柴胡汤后，胁下之邪欲上升透膈，因下后气虚不能助之透过，而其邪之散漫于手少阳者，且又以同类相招，遂于蓄极之时而开旁通之路，此际几有正气不能胜邪气之势。故必先蒸蒸而振[1]，大有邪正相争之象，而后发热汗出而解，此即所谓战而后汗也。观下后服柴胡汤者，其出汗若是之难，则足少阳之病由汗解，原非正路益可知也。是以愚生平临证，于壮实之人用小柴胡汤时，恒减去人参；而于经医误下之后者，若用小柴胡汤必用人参以助其战胜之力。

　　用柴胡以治少阳外感之邪，不必其寒热往来也。但知其人纯系外感，而有恶心欲吐之现象，是即病在少阳，欲藉少阳枢转之机透膈上达也。治以小柴胡可随手奏效，此病机欲上者因而越之[2]也。又有其人不见寒热往来，亦并不喜呕，惟频频多吐黏涎，斯亦可断为少阳病，而与以小柴胡汤。盖少阳之去路为太阴湿土。因包脾之脂膜与板油（腹腔内面的板状脂肪）相近，而板油亦脂膜，又有同类相招之义。此少阳欲传太阴，而太阴湿土之气经少阳之火铄炼，遂凝为黏涎频频吐出。投以小柴胡汤，可断其入太阴之路，俾由少阳而解矣。又柴胡为疟疾之主药，而小心过甚者，谓其人若或阴虚燥热，可以青蒿代之。不知疟邪伏于胁下两板油中，乃足少阳经之大都会（都市的意思，此指少阳胆经经气汇聚之处），柴胡能入其中，升提疟邪、透膈上出，而青蒿无斯力也。若遇阴虚者，或热入于血分者，不妨多用滋阴凉血之药佐之；若遇燥热者，或热盛于气分者，不妨多用润燥清火之药佐之。是以愚治疟疾有重用生地、熟地治愈者，有重用生石膏、知母治愈者。其气分虚者，又有重用参、芪治愈者，然方中无不用柴胡也。

[1] 蒸蒸而振：蒸蒸，上升貌。振，振动之意。蒸蒸而振，形容战汗之时患者全身寒战继而发热汗出之貌。

[2] 因而越之：语出《素问·阴阳应象大论》。"其高者因而越之"，指病在上部，可以采取升散或涌吐等方法来治疗。

[附案] 一人年过四旬，胁下掀疼，大便七八日未行，医者投以大承气汤[1]，大便未通而胁下之疼转甚。其脉弦而有力，知系肝气胆火恣盛也，投以拙拟金铃泻肝汤方载三期四卷，系川楝子五钱，乳香、没药各四钱，三棱、莪术各三钱，甘草一钱加柴胡、龙胆草各四钱，服后须臾大便通下，胁疼顿愈。审是则《本经》谓"柴胡主肠胃中饮食积聚，推陈致新"者，诚非虚语也。且不但能通大便也，方书通小便亦多有用之者，愚试之亦颇效验。盖小便之下通，必由手少阳三焦，三焦之气化能升而后能降，柴胡不但升足少阳，实兼能升手少阳也。

按语：柴胡味微苦而性平，禀少阳生发之气，为足少阳经主药，兼入足厥阴，能够疏肝郁，散胆火，透发少阳之邪气。《神农本草经》谓其"主寒热"，因其善透少阳外感之邪；谓其"主心腹肠胃中结气，饮食积聚"，因木能疏土之功。

张锡纯指出，《神农本草经》中谓山萸肉也能够"主寒热"，柴胡所主寒热与山萸肉所主之寒热有虚实之差别。山萸肉所主寒热为厥阴内伤，肝虚不能疏泄故为寒热；山萸肉能补能敛，恰合病机。而柴胡所主寒热为少阳外感之邪，治当和解。随即附上门人医案一则，病人肝虚寒热反以柴胡劫阴而致变，故临床见寒热往来之象当注意审证，切勿混淆虚实。

仲景《伤寒论》小柴胡汤之深意，张锡纯在文中详加阐释。首先，张锡纯指出柴胡非发汗之药，然而多用也可发汗，小柴胡汤中用至八钱，欲借柴胡之力升提少阳之邪以透膈上出。其二，张锡纯列举《伤寒论》149条服柴胡汤后，"必蒸蒸而振，却发热汗出而解"，指出汗出的原因在于散漫于三焦之邪气，由手少阳经外达而解；留于胁下之邪气，也可借由手少阳经脉而外散。然而误下后气虚，小柴胡汤中用人参以扶正气，邪正相争，故战汗出而邪却。另外，张锡纯指出柴胡用治少阳外感，不必以寒热往来为应用指征。外感后见恶心欲吐，即可用小柴胡以和解枢机，透膈上达。外感后频吐痰涎，为病在少阳欲传太阴之征，也可用小柴胡断其去路。

关于柴胡的使用，张锡纯又指出柴胡为治疟之主药，不可因畏其"劫阴"，而遇阴虚之人即以青蒿代替，因为青蒿虽有截疟之功，然无柴胡升提之力。此处用柴胡可随证加减配伍，用其专擅，避其偏颇。

附案一则，重用柴胡治疗肝胆火炽所致胁下掀疼，大便七八日未行，取柴胡"主肠胃中饮食积聚，推陈致新"之用。张锡纯又补充说明柴胡能升提手足少阳之经气，故可兼利小便。

桂枝解

桂枝味辛、微甘，性温，力善宣通，能升大气即胸之宗气，降逆气如冲气肝气上冲之类，散邪气如外感风寒之类。仲景苓桂术甘汤用之治短气，是取其能升也；桂枝加桂汤[1]用之治奔豚[2]，是取其能降也；麻黄[3]、桂枝[4]、大小青龙[5]诸汤用之治外感，是取其能散也。而《本经》论牡桂即桂枝，开端先言其主咳逆上气，似又以能降逆气为桂枝之特长，诸家本草鲜有言其能降逆气者，是用桂枝而弃其所长也。又小青龙汤原桂枝、麻黄并用，至喘者去麻黄加杏仁而不去桂枝，诚以《本经》原谓桂枝主吐吸，吐吸即喘也，去桂枝则不能定喘矣。乃医者皆知麻黄泻肺定喘，而鲜知桂枝降气定喘，是不读《本经》之过也。其花开于中秋，是桂之性原得金气而旺，且又味辛属金，故善抑肝木之盛使不横恣。而桂之枝形如鹿角树形分鹿角、蟹爪两种，直上无曲，故又善理肝木之郁使之条达也。为其味甘，故又善和脾胃，能使脾气之陷者上升，胃气之逆者下降，脾胃调和则留饮自除，积食自化。其宣通之力，又能导引三焦下通膀胱以利小便小便因热不利者禁用，然亦有用凉药利小便而少加之做向导者，惟上焦有热及恒患血证者忌用。

桂枝非发汗之品，亦非止汗之品，其宣通表散之力，旋转于表里之间，能和营卫、暖肌肉、活血脉，俾

[1] 桂枝加桂汤：出自《伤寒论》，组成为桂枝五两、芍药三两、生姜三两、甘草二两、大枣十二枚。能够平冲降逆，温阳祛寒。

[2] 奔豚：病名，又叫奔豚气。豚，小猪。奔豚是一种自觉气从少腹上冲胸咽的发作性疾病，其气攻冲，像小猪奔跑，发作后即如常人。

[3] 麻黄：此指麻黄汤，出自《伤寒论》。组成为麻黄三两、桂枝二两、杏仁七十个、甘草一两。功用为发汗解表，宣肺平喘。

[4] 桂枝：此指桂枝汤，出自《伤寒论》。组成为桂枝三两、芍药三两、生姜三两、甘草二两、大枣十二枚。功能解肌和营卫，化气调阴阳。

[5] 大小青龙：此指大青龙汤和小青龙汤，出自《伤寒论》。大青龙汤组成为麻黄六两、桂枝二两、甘草二两、杏仁四十枚、生石膏如鸡子大、生姜三两、大枣十枚，具有发汗解表，兼清郁热的功效。小青龙汤是治疗外感风寒、寒饮内停喘咳的常用方，组成为麻黄、芍药、细辛、干姜、甘草、桂枝各三两，五味子半升，半夏半升。

风寒自解，麻痹自开。因其味辛而且甘，辛者能散，甘者能补，其功用在于半散半补之间也。故服桂枝汤欲得汗者，必啜（喝）热粥，其不能发汗可知；若阳强阴虚者，误服之则汗即脱出，其不能止汗可知。

按：《伤寒论》用桂枝，皆注明去皮，非去枝上之皮也。古人用桂枝，惟取当年新生嫩枝，折视之内外如一，皮骨不分，若见有皮骨可以辨者去之不用，故曰去皮，陈修园之侄鸣岐曾详论之。

[**附案**] 一妇人，年二十余，因与其夫反目（不和睦），怒吞鸦片，已经救愈，忽发喘逆，迫促异常，须臾又呼吸顿停，气息全无，约十余呼吸之顷，手足乱动，似有蓄极之势，而喘复如故。若是循环不已，势近垂危，延医数人皆不知为何病。后愚诊视，其脉左关弦硬，右寸无力，精思良久，恍然悟曰：此必怒激肝胆之火，挟下焦冲气上冲胃气。夫胃气本下行者，因肝胆之火冲之转而上逆，并迫肺气亦上逆，此喘逆迫促所由来也。逆气上干，填塞胸膈，排挤胸中大气，使之下陷。夫肺悬胸中，以大气为其阖辟（阖，收敛。辟，打开。此指肺叶随呼吸而开合）之原动力，须臾胸中无大气，即须臾不能呼吸，此呼吸顿停所由来也。迨大气蓄极而通，仍上达胸中鼓动肺脏使得呼吸，逆气遂仍得施其击撞，此又病势之所以循环也。欲治此证，非一药而兼能升陷降逆不为功，遂单用桂枝尖四钱，煎汤饮下，须臾气息调和如常。

徐灵胎谓，受风有热者，误用桂枝则吐血，是诚确当之论。忆曾治一媪，年六旬，初春感冒风寒，投以发表之剂，中有桂枝数钱，服后即愈。其家人为其方灵，贴之壁上。至孟夏，复受感冒，自用其方取药服之，遂致吐血，经医治疗始愈。盖前所受者寒风，后所受者热风，故一则宜用桂枝，一则忌用桂枝，彼用桂枝汤以治温病者可不戒哉！特是徐氏既知桂枝误用可致吐血，而其《洄溪医案》中载，治一妇人外感痰喘证，其人素有血证，时发时止，发则微嗽据此数语断之，其血症当为咳血，因痰喘甚剧，病急治标，投以小青龙汤而愈。

按：用小青龙汤治外感痰喘，定例原去麻黄加杏仁，而此证则当去桂枝留麻黄，且仿《金匮》用小青龙汤之法，再加生石膏方为稳妥。盖麻黄、桂枝皆能定喘，而桂枝动血分，麻黄不动血分，是以宜去桂枝留麻黄，再借石膏凉镇之力以预防血分之妄动，乃为万全之策。而当日徐氏用此方，未言加减，岂略而未言乎？抑用其原方乎？若用其原方，病虽治愈，亦几等孤注之一掷矣。

按语：桂枝味辛、微甘、性温，力善宣通，能够升大气，故苓桂术甘汤用之以治短气；降逆气，故桂枝加桂汤中用之以治奔豚；散邪气，故麻黄汤、桂枝汤、大小青龙汤中用之以治外感。张锡纯指出诸多功用之中，降逆气为桂枝之专长，故小青龙汤加减法中，喘者减麻黄而不去桂枝。桂枝得金气最旺，味辛而属金，善抑肝木之盛而平肝怒。桂枝形如鹿角，直上条达，善理肝木之郁。桂枝味甘，善和脾胃，调理脾胃气机，能够升脾之清气，降胃之浊气，善消食积而化痰饮。其宣通之力，又可导引三焦下通膀胱而利小便。桂枝宣通表散之力优，能够旋转于表里之间，和营卫、暖肌肉、活血脉。味辛能散，味甘能补，功用在半散半补之间，非单纯发汗，亦非单纯止汗之品。

后附医案一则，单用桂枝尖一味煎汤服用，治疗大怒所致肝胆之火挟胃气、冲气上迫，排挤胸中大气下陷，症见喘逆破促、呼吸顿停，手足乱动，继而喘复如故之证。取桂枝尖既能升大气，又可降逆气，功兼两用，须臾而使病人气息调和如常。

张锡纯指出，上焦有热、血证者，桂枝为禁忌之品。引徐灵胎所说，指出"受风有热，误用桂枝则吐血"。《伤寒论》中也有"服桂枝汤吐者，其后必吐脓血"之说。桂枝偏入血分，血分有热者皆当禁用。

三七解

三七味苦、微甘，性平诸家多言性温，然单服其末数钱，未有觉温者，善化瘀血，又善止血妄行，为吐衄要药。病愈后不至瘀血留于经络，证变虚劳凡用药强止其血者，恒至血瘀经络成血痹虚劳。兼治二便下血，女子血崩，痢疾下血鲜红宜与鸦胆子并用，久不愈，肠中腐烂，浸成溃疡，所下之痢色紫腥臭，杂以脂膜，此乃肠烂欲穿三七能化腐生新，是以治之。为其善化瘀血，故又善治女子癥瘕、月事不通。化瘀血而不伤新血，允为理血妙品。外用善治金疮，以其末敷伤口，立能血止疼愈。若跌打损伤、内连脏腑经络作疼痛者，外敷、内服奏效尤捷，疮疡初起肿疼者，敷之可消当与大黄末等分，醋调敷。至《本草备要[1]》所谓，近出一种叶似菊艾而劲厚有歧（分叉）尖，茎有赤棱，夏秋开花，花蕊如金丝，盘纽可爱，而气不香，根小如牛蒡，味甘，极易繁衍，云是三七，治金疮、折伤、血病甚效者，是刘寄奴非三七也。

附案本邑留坛庄高姓童子，年十四五岁，吐血甚剧，医治旬日无效，势甚危急。仓猝遣人询方，俾单用三七末一两，分三次服下，当日服完，其血立止。

本庄黄氏妇，年过四旬，因行经下血不止。彼时愚甫弱冠，为近在比邻，延为诊视，投以寻常治血崩之药不效，病势浸至垂危。后延邻村宿医高鲁轩，投以《傅青主女科》中治老妇血崩方，一剂而愈。其方系黄芪、当归各一两，桑叶十四片，煎汤送服三七细末三钱。后愚用此方治少年女子血崩亦效，惟心中觉热，或脉象有热者，宜加生地黄一两。

奉天大东关王姓少年，素患吐血，经医调治，已两月不吐矣。而心中发闷、发热、时觉疼痛、廉（少）于饮食，知系吐血时医者用药强止其血，致留瘀血为恙也。为疏方，用滋阴养血、健胃、利气之品，煎汤送服三七细末二钱，至二煎仍送服二钱，四剂后又复吐血，色多黑紫，然吐后则闷热疼痛皆减，知为吉兆，仍与前方，数剂后又吐血一次，其病从此竟愈，此足征三七化瘀之功也。

邻村张马村雇一牧童，夏日牧牛田间，众牧童嬉戏，强屈其项背，纳头裤中，倒缚其手，戏名为看瓜。后经人救出，气息已断。为盘膝坐，捶其腰背，多时方苏。惟觉有物填塞胸膈，压其胸中大气，妨碍呼吸，剧时气息仍断，目翻身挺。此必因在裤中闷极之时，努挣不出，热血随努挣之气上溢而停于膈上也。俾单用三七细末三钱，开水送服，两次痊愈。

按：三七之性，既善化血，又善止血，人多疑之，然有确实可征之处。如破伤流血者，用三七末擦之则其血立止，是能止血也；其破处已流出之血，着三七皆化为黄水，是能化血。

受业高崇勋按：三七另有精义，发挥见五期二卷三七有殊异之功能，可参观。

按语：三七味苦而微甘，性平，擅长化瘀止血，为治疗吐衄之要药，兼治二便下血，又可治疗女子血崩，痢疾下血，以及女性癥瘕、月事不通，能够化瘀血而不伤新血。三七善于化腐生新，内服治疗肠烂欲穿痢久不愈，下血色紫腥臭；外用治疗金疮、跌打损伤疼痛及疮痛初起；又可内外结合使用，疗效更佳。

张锡纯于文末附医案四则，一为口服三七末治疗高姓童子吐血；一为治疗黄氏妇血崩；一为治疗王姓少年吐血强止其血留瘀所致心中闷热、疼痛，饮食减少；一为治疗一牧童瘀血留滞胸膈所致呼吸暂停，足证三七活血化瘀之功。

滑石解

滑石色白味淡，质滑而软，性凉而散。《本经》谓其主身热者，以其微有解肌之力也；谓其主癃闭[1]者，以其饶（丰富，多）有淡渗之力也。且滑者善通窍络，故又主女子乳难；滑而能散，故又主胃中积聚。因热小便不利者，滑石最为要药。若寒温外感诸证，上焦燥热、下焦滑泻无度，最为危险之候，可用滑石与生山药各两许，煎汤服之，则上能清热，下能止泻，莫不随手奏效有案附载于山药条下可参观。又，外感大热已退而阴

[1] 癃闭：以小便量少，点滴而出，甚则闭塞不通为主症的一种疾患。病情轻者涓滴不利为癃，重者点滴皆无称为闭。

亏脉数不能自复者，可于大滋真阴药中若熟地黄、生山药、枸杞之类少加滑石，则外感余热不至为滋补之药逗留，仍可从小便泻出，则其病必易愈。若与甘草为末滑石六钱，甘草一钱，名六一散，亦名天水散服之，善治受暑及热痢；若与赭石为末服之，善治因热吐血衄血；若其人蕴有湿热，周身漫肿，心腹膨胀，小便不利者，可用滑石与土狗[1]研为散服之，小便通利，肿胀自消；至内伤阴虚作热，宜用六味地黄汤以滋阴者，亦可少加滑石以代苓、泽，则退热较速。盖滑石虽为石类，而其质甚软，无论汤剂丸散，皆与脾胃相宜，故可加于六味汤中以代苓、泽。其渗湿之力，原可如苓、泽行熟地之滞泥，而其性凉于苓、泽，故又善佐滋阴之品以退热也。

天水散，为河间[2]治暑之圣药，最宜于南方暑证。因南方暑多挟湿，滑石能清热兼能利湿，又少加甘草以和中补气暑能伤气，是以用之最宜。若北方暑证，不必兼湿，甚或有兼燥，再当变通其方，滑石、生石膏各半，与甘草配制，方为适宜。

按语：滑石色白而味淡，性凉而能散，散则解肌发表，淡能利水渗湿，故《神农本草经》谓其"主身热、癃闭"。滑石质滑而软，善于通血脉窍隧，又可治疗女子乳少、乳痛疼痛，以及胃中积聚诸证。张锡纯明确指出，滑石最善治疗因热而导致的小便不利。在临床应用中，常随主治证候不同而将滑石与不同药物相配伍，以提高疗效。如滑石配伍山药，治疗外感病上焦燥热、下焦滑泻无度；少量滑石配伍大剂滋阴药物，治疗外感大热已退，阴液已伤；滑石配伍甘草，为治疗暑热之名方"六一散"；配伍代赭石，善治热性之吐衄；配伍蝼蛄，可利水消肿。滑石还可替代茯苓、泽泻，于六味丸中使用以滋阴退热，因滑石较之于苓、泽之辈，渗湿之力同，而滑石性凉而散，尤善于退热。

牛膝解

牛膝味甘、微酸，性微温，原为补益之品，而善引

[1] 土狗：别名蝼蛄、拉拉蛄，属直翅目蝼蛄科昆虫。将活蝼蛄，埋入石灰中处死焙干，即成为中药材土狗。由于烘干后的蝼蛄身体紧缩，头向腹部弯曲，六足紧抱，形状像条卧着的狗，故取名土狗。其利水、消肿、解毒的功效。

[2] 河间：即刘完素，字守真，自号通玄居（处）士，金代医学家。河北河间人，故人称刘河间。金元四大家之首，寒凉派的创始人，温病学的奠基人之一。代表作有《素问要旨论》《黄帝素问宣明论方》等。

气血下注，是以用药欲其下行者，恒以之为引经。故善治肾虚腰疼腿疼，或膝疼不能屈伸，或腿痿不能任地，兼治女子月闭血枯，催生下胎。又善治淋疼，通利小便，此皆其力善下行之效也。然《别录》又谓其除脑中痛，时珍又谓其治口疮、齿痛者何也？盖此等证，皆因其气血随火热上升所致，重用牛膝引其气血下行，并能引其浮越之火下行，是以能愈也。愚因悟得此理，用以治脑充血证，伍以赭石、龙骨、牡蛎诸重坠收敛之品，莫不随手奏效，治愈者不胜纪矣。为其性专下注，凡下焦气化不固，一切滑脱诸证皆忌之。此药怀产者佳，川产者有紫白两种色，紫者佳。

[**附案**] 在辽宁时，曾治一女子师范女教员，月信期年未见。方中重用牛膝一两，后复来诊，言服药三剂月信犹未见，然从前曾有脑中作疼病，今服此药脑中清爽异常，分毫不觉疼矣。愚闻此言，乃知其脑中所以作疼者，血之上升者多也。今因服药而不疼，想其血已随牛膝之引而下行，遂于方中加䗪虫五枚，连服数剂，月信果通。

友人袁霖普君，素知医，时当季春，牙疼久不愈，屡次服药无效。其脉两寸甚实，俾用怀牛膝、生赭石各一两，煎服后，疼愈强半。又为加生地黄一两，又服两剂，遂霍然痊愈。

按语：牛膝味甘、微酸，性微温，为补肾强腰膝之要药。牛膝力善下行，引气血下注，治疗腰部以下诸证，或欲引药力下行，为引经之药。在临床应用中，牛膝善治肝肾亏虚之腰腿疼痛、膝盖酸痛、下肢痿软，女性月经闭止、催生、死胎不下，以及淋痛、小便不利诸证。而下焦气化不固，滑脱诸症，牛膝为禁用之列。因牛膝性善下行，故《名医别录》中谓其善治脑中痛，李时珍谓其治"口疮齿痛"。张锡纯在临床当中，常用牛膝伍以代赭石、龙牡等重坠收敛药物，治疗脑部充血证，取牛膝善于引血下行，且能收引浮越之火。后附医案数则，一以治气血上涌之头痛，一以治闭经，一以治牙痛，皆取牛膝性善下行之力。

远志解

远志味酸、微辛，性平，其酸也能阖，其辛也能辟，故其性善理肺，能使肺叶之阖辟纯任自然，而肺中之呼吸于以调，痰涎于以化，即咳嗽于以止矣。若以甘草辅之，诚为养肺要药。至其酸敛之力，入肝能敛戢肝火，入肾能固涩滑脱，入胃又能助生酸汁，使人多进饮食，和平纯粹之品，夫固无所不宜也。若用水煎取浓汁，去渣重煎，令其汁浓若薄糊，以敷肿疼疮疡及乳痈甚效。若恐其日久发酵，每一两可加硼砂二钱溶化其中。愚初次细嚼远志尝之，觉其味酸而实兼有矾味，西人谓其含有林檎酸，而林檎酸中固无矾也。后乃因用此药，若末服至二钱可作呕吐，乃知其中确含有矾味，因悟矾能利痰，其所以能利痰者，亦以其含有矾味也。矾能解毒，《纲目》谓其解天雄、附子、乌头毒，且并能除疮疡肿疼者，亦以其兼有矾味也。是以愚用此药入汤剂时，未尝过二钱，恐多用之亦可作呕吐也。

按语：远志味酸而微带辛，性平，酸能敛而辛能开，一开一阖恰如肺金之宣发肃降之性，故远志善入肺经理气化痰，常常与甘草配伍。其酸味也可入于肝经敛戢肝火，入肾固涩滑脱，入胃助酸进食。外敷可用于乳痈以及热毒疮疡肿痛之证。张锡纯还指出，远志似乎略带矾味，入汤剂宜少量使用，以防致呕。

龙胆草解

龙胆草味苦微酸，性寒，色黄属土，为胃家正药。其苦也，能降胃气、坚胃质；其酸也，能补益胃中酸汁、消化饮食。凡胃热气逆，胃汁短少，不能食者，服之可以开胃进食，西人浑（全、满）以健胃药称之，似欠精细。为其微酸属木，故又能入胆肝，滋肝血，益胆汁，降肝胆之热使不上炎。举凡目疾、吐血、衄血、二便下血、惊病、眩晕，因肝胆有热而致病者，皆能愈之。其泻肝胆实热之力，数倍于芍药，而以敛戢肝胆虚热，固不如芍药也。

按语： 龙胆草历来作为清肝胆邪火之要药，张锡纯却提出了不一样的看法。他认为龙胆草味苦微酸而性寒，色黄属土，为胃家正药。苦能降胃气、坚胃阴；酸能补胃液，助消化，故善治胃热气逆，消化不良。张锡纯又补充说，因为龙胆草味微酸，又能入于肝胆，滋养肝血、补充胆汁，降肝胆之火，治疗肝胆有热之目疾、吐衄、二便下血，以及肝火上炎所致惊痫、眩晕诸证。张锡纯又指出，龙胆草和芍药同为肝胆疾病之要药，然而两者相较，龙胆草清热之力倍于芍药，而滋阴补血之功逊之。

半夏解

半夏味辛，性温，有毒。凡味辛之至者，皆禀秋金收降之性，故力能下达，为降胃安冲之主药。为其能降胃安冲，所以能止呕吐，能引肺中、胃中湿痰下行，纳气定喘。能治胃气厥逆，吐血、衄血《内经》谓阳明厥逆衄呕血，阳明厥逆，即胃气厥逆也。惟药房因其有毒，皆用白矾水煮之，相制太过，毫无辛味，转多矾味，令人呕吐，即药房所鬻之清半夏中亦有矾，以之利湿痰犹可，若以止呕吐及吐血、衄血，殊为非宜。愚治此等证，必用微温之水淘洗数次，然后用之。然屡次淘之则力减，故须将分量加重也。

[**附案**] 愚因药房半夏制皆失宜，每于仲春、季秋之时，用生半夏数斤，浸以热汤，日换一次，至旬日，将半夏剖为两瓣，再入锅中，多添凉水煮一沸，速连汤取出，盛盆中，候水凉，净晒干备用。偶有邻村王姓童子，年十二三岁，忽晨起半身不能动转，其家贫无钱购药，赠以自制半夏，俾为末每服钱半，用生姜煎汤送下，日两次，约服二十余日，其病竟愈。盖以自制半夏辛味犹存，不但能利痰，实有开风寒湿痹之力也。

东洋野津猛男曰：英国军医官阿来甫屡屡吐，绝食者久矣。其弟与美医宁马氏协力治疗之，呕吐卒不止，乞诊于余，当时已认患者为不起之人，但求余一决其死生而已。宁马氏等遂将患者之证状及治疗之经过，一一告余。余遂向两氏曰：余有一策，试姑行之。遂辞归，检查汉法医书，制小半夏加茯苓汤，贮瓶令其服用，一二服后奇效忽显，数日竟回复原有之康健。至今半夏浸剂，遂为一种之镇呕剂，先行于医科大学，次及于各病院与医家。

按：此证若用大半夏汤加赭石尤效，因吐久则伤津、伤气，方中人参能生津补气，加赭石以助之，力又专于下行也。若有热者，可再加天冬佐之，若无自制半夏，可用药房清半夏两许，淘净矾味入煎。

按语：半夏味辛，性温，有小毒，为燥湿化痰之要药。张锡纯指出，半夏味辛禀金收降之性，力善下达，为降胃安冲之主药。故能止呕，引肺胃湿痰下行，且能纳气定喘，治疗胃气上逆所致吐血、衄血。

文末附医案二则，其一，张锡纯详述半夏炮制之法，取其辛味以利痰，且能开风寒湿痹。其二，治一英国军官呕甚绝食，以小半夏加茯苓汤而愈。张锡纯另指出，此症用大半夏汤加代赭石尤效，审证精细若此。

瓜蒌[1] 解

瓜蒌味甘，性凉。能开胸间及胃口热痰。故仲景治结胸[2]有小陷胸汤，瓜蒌与连、夏并用；治胸痹[3]有瓜蒌薤白等方，瓜蒌与薤、酒、桂、朴诸药并用。若与山甲同用，善治乳痈瓜蒌两个，山甲二钱煎服；若与赭石同用，善止吐衄瓜蒌能降胃气、胃火，故治吐衄；若但用其皮，最能清肺、敛肺、宁嗽、定喘须用新鲜者方效；若但用其瓤用温水将瓤泡开，拣出仁，余煎一沸，连渣服之最善滋阴、润燥、滑痰、生津；若但用其仁须用新炒熟者，捣碎煎服，其开胸降胃之力较大，且善通大便。

[附案] 邻村高鲁轩，邑之宿医也。甲午仲夏，

[1] 瓜蒌：原文作栝楼，现改成瓜蒌。

[2] 结胸：证名。因邪气内结，胸腹胀满疼痛，手不可近之证。因太阳病、太少并病误下，表热内陷或实邪传里，与胸中水饮互结所致。

[3] 胸痹：以胸部憋闷、疼痛，甚则胸痛彻背，短气，喘息不得卧等为主要表现的病证。

《医学衷中参西录》临证助读系列

药论分册

110

忽来相访，言其第三子年十三岁，于数日之间，痰涎郁于胸中，烦闷异常，剧时气不上达，呼吸即停，目翻身挺，有危在顷刻之状。连次用药，分毫无效，敢乞往为诊视，施以良方。时愚有急务未办，欲迟数点钟再去，彼谓此病已至极点，若稍迟延，恐无及矣。于是遂与急往诊视，其脉关前浮滑，舌苔色白，肌肤有热，知其为温病结胸，其家自设有药房，俾用瓜蒌仁四两，炒熟新炒者其气香而能通、捣碎，煎汤两茶盅，分两次温饮下，其病顿愈。隔数日，其邻高姓童子，是愚表侄，亦得斯证，俾用新炒蒌仁三两，苏子五钱，煎服，亦一剂而愈。盖伤寒下早成结胸，温病未经下亦可成结胸，有谓瓜蒌力弱，故小陷胸汤中必须伍以黄连、半夏始能建功者，不知瓜蒌力虽稍弱，重用之则转弱为强，是以重用至四两，即能随手奏效，挽回人命于顷刻也。

按语：瓜蒌味甘而性凉，善于开胸胃热痰闭结，仲景之小陷胸、瓜蒌薤白白酒汤等方中均用之。乳房为阳明胃经所主，瓜蒌又为治疗乳痈之要药，伍以山甲能清热消肿、排脓止痛。瓜蒌既可全果入药，又可不同部位分别入药。其皮善于清肺热止喘嗽；其瓤清润之性最佳，善于生津润燥；其仁则能开胸膈、降胃气，通利二便。

后附医案一则，张锡纯治疗温病之结胸证，烦闷发热，剧时呼吸几乎停滞，重用瓜蒌仁数两而取效。病证相符，力薄之药大剂重用亦可收功，张锡纯用药之活泼灵动跃然纸上。

天花粉解

天花粉，瓜蒌根也，色白而亮者佳。味苦、微酸，性凉而润，清火生津，为止渴要药《伤寒论》小柴胡汤，渴者去半夏加栝蒌根，古方书治消渴亦多用之。为其能生津止渴，故能润肺，化肺中燥痰，宁肺止嗽，治肺病结核。又善通行经络，解一切疮家热毒，疗痈初起者，与连翘、山甲并用即消；疮疡已溃者，与黄芪、甘草皆须用生者并用，更能生肌排脓，即溃烂至深，旁串他处，不能敷药者，亦可自内生长肌肉，徐徐将脓排出有案附载黄芪条下，可参观。大凡藤蔓之根，皆能通行经络，而花粉又性凉解毒，是以有种种功效也。

　　按语：天花粉又名瓜蒌根，味苦、微酸，性凉而润，清火生津，为止渴要药，故入肺能润燥化痰，宁肺止嗽。藤蔓之根，皆可通行经络，天花粉又性凉而能解热毒，故天花粉为疮家圣药，疗痈初起者可散可消，疮疡已溃者亦可生肌排脓。

干姜解

　　干姜味辛，性热，为补助上焦、中焦阳分之要药。为其味至辛，且具有宣通之力，与厚朴同用，治寒饮杜塞胃脘，饮食不化；与桂枝同用，治寒饮积于胸中，呼吸短气；与黄芪同用，治寒饮渍于肺中，肺痿咳嗽；与五味子同用，治感寒肺气不降，喘逆迫促；与赭石同用，治因寒胃气不降，吐血衄血；与白术同用，治脾寒不能统血，二便下血，或脾胃虚寒，常作泄泻；与甘草同用，能调其辛辣之味，使不刺激，而其温补之力转能悠长。《本经》谓其逐风湿痹，指风湿痹之偏于寒者而言也，而《金匮》治热瘫痫，亦用干姜，风引汤中与石膏、寒水石并用者是也。此乃取其至辛之味，以开气血之凝滞也。有谓炮黑则性热，能助相火者，不知炮之则味苦，热力即减，且其气轻浮，转不能下达，观后所引陈氏释《本经》之文自明。

　　陈修园曰："干姜气温，禀厥阴风木之气。若温而不烈，则气归平和而属土矣。味辛得阳明燥金之味，若辛而不偏，则金能生水而转润矣，故干姜为脏寒之要药也。胸中者，肺之分也，肺寒则金失下降之性，气壅于胸中而满也；满则气上，所以咳逆上气之证生焉。其主之者，辛散、温行也。中者，土也，土虚则寒，而此能温之。止血者多指下血而言，若吐血、衄血亦间有因寒者，必与赭石同用方妥，以阳虚阴必走，得暖则血自归经也；

出汗者，辛温能发散也；逐风湿痹者，治寒邪之留于筋骨也；治肠澼[1]下利者，除寒邪之陷于肠胃也。以上诸主治，皆取其雄烈之用，如孟子所谓"刚大浩然之气，塞乎天地之间"也。生则辛味浑全，故又申言（说明，申述）之曰，生者尤良。即《金匮》治肺痿用甘草干姜汤，自注炮用，以肺虚不能骤受过辛之味，炮之使辛味稍减，亦一时之权宜，非若后世炮黑炮炭，全失姜之本性也。"

[1] 肠澼：大便脓血之病证，可见于痢疾、溃疡性结肠炎、痔漏等肠道疾病。

徐灵胎曰："凡味厚之药主守，气厚之药主散，干姜气味俱厚，故散而能守。夫散不全散，守不全守，则旋转于经络脏腑之间，驱寒除湿、和血通气所必然矣。故性虽猛峻，不妨服食。"

按语：干姜味辛而性热，为补助上中二焦阳分之要药。其味辛，流通之力佳，能开气血之凝结不通，故《神农本草经》谓其"逐风湿痹"，《金匮要略》风引汤中亦用其与石膏、寒水石相伍，治疗热瘫痫，皆取其至辛之味以开通。干姜与桂枝、厚朴、黄芪、五味子等同用，善治上焦寒饮堵塞之气短、肺痿、咳嗽诸证；与代赭石、白术、甘草等同用，又可治疗中焦脾胃有寒所致吐衄、泄泻等。

张锡纯认为，干姜炮制之法实不可取。他引用陈修园的话，认为干姜之良用皆在于其辛味之雄烈，正如孟子所说"刚大浩然之气，塞乎天地之间"，而炮黑、炮炭全失姜之本性，性味皆变。又引用徐灵胎语，指出干姜气味俱厚，能散能守，性虽猛峻，有寒湿阻闭气血不通之证者，不妨服食。

[**附案**] 愚在沧州贾官屯张寿田家治病，见有制丸药器具，问用此何为？答谓："舍妹（舍，家。舍妹，谦辞，用于对别人称自己家的妹妹）日服礞石滚痰丸[2]，恐药铺治不如法，故自制耳。"愚曰："礞石滚痰丸，原非常服之药，何日日服之。"寿田谓："舍妹素多痰饮，杜塞胃脘作胀满，一日不服滚痰丸，即不欲进食。今已服月余，亦无他变，想此药与其气质相宜

[2] 礞石滚痰丸：出自元代医家王珪所著《泰定养生主论》。由酒蒸大黄、黄芩、青礞石（与焰硝同煅）及沉香四味药组成。泻火逐痰，适用于热痰胶结所致的诸般病证，组方合理，用药简洁，洵为治痰名方。

耳。"愚再三驳阻，彼终不以为然。后隔数月，迎愚往为诊治，言从前服滚痰丸饮食加多，继则饮食渐减，后则一日不服药即不能进食，今则服药亦不能进食，日仅一餐，惟服稀粥少许，且时觉热气上浮，耳鸣欲聋。脉象浮大，按之甚软，知其心肺阳虚，脾胃气弱，为服苦寒攻泻之药太过，故病证脉象如斯也。拟治以理饮汤方 在三期三卷，系干姜五钱，於术四钱，桂枝尖、生杭芍、茯苓片、炙甘草各二钱，陈皮、厚朴各钱半。寿田谓："从前医者用桂、附，即觉上焦烦躁不能容受。"愚曰："桂、附原非正治心肺脾胃之药，况又些些用之，病重药轻，宜其不受，若拙拟理饮汤，与此证针芥相投（磁石引针，琥珀拾芥。指相互投契），服之必效，若畏其药不敢轻服，单用干姜五钱试服亦可。"于斯遂单将干姜五钱煎服，耳即不鸣，须臾觉胸次开通，可以进食。继投以理饮汤。服数剂后，心中转觉甚凉，遂将干姜改用一两，甘草、厚朴亦稍加多，连服二十余剂痊愈。

一妇人年四十许，上焦满闷烦躁，思食凉物，而偶食之则满闷益甚，且又黎明泄泻，日久不愈，心腹浸形膨胀，脉象弦细而迟。知系寒饮结胸，阻塞气化，欲投以理饮汤。病家闻而迟疑，亦俾先煎干姜数钱服之，胸中烦躁顿除。为其黎明泄泻，遂将理饮汤去厚朴、白芍，加生鸡内金钱半，补骨脂三钱，连服十剂，诸病皆愈。

一妇人年近五旬，常觉短气，饮食减少。屡延医服药，或投以宣通，或投以升散，或投以健补脾胃兼理气之品，皆分毫无效。浸至饮食日减，羸弱不起，奄奄一息，病家亦以为不治之证。后闻愚在邻村屡救危险之证，延为诊视。其脉弦细欲无，频吐稀涎，心中觉有物要杜塞，气不上达，知为寒饮凝结。投以理饮汤，方中干姜改用七钱，连服三剂，胃口开通，又觉呼吸无力，遂于方中加生黄芪三钱，连服十余剂痊愈。

一妇人年四十许，胸中常觉满闷发热，或旬日、或浃辰之间必大喘一两日，医者用清火理气之药，初服稍效，久服病转增剧。其脉沉细，几不可见，病家问系何病因，愚曰"此乃心肺阳虚，不能宣通脾胃，以致多生痰饮也。人之脾胃属土，若地舆[1]然，心肺居临其上，正当太阳部位膈上属太阳经，观《伤寒论》太阳篇自知，其阳气宣通敷布，若日丽中天，暖光下照，而胃中所纳水谷，实藉其阳气宣通之力，以运化精微而生气血，传送渣滓，而为二便，清升浊降，痰饮何由而生？惟心肺阳虚，不能如离照当空[2]，脾胃即不能藉其宣通之力以运化传送，于是饮食停滞胃口，若大雨之后，阴雾连旬，遍地污淖（nào，烂泥，泥沼），不能干渗而痰饮生矣。痰饮既生，日积月累，郁满上焦则作闷，溃满肺窍则作喘，阻遏心肺，阳气不能四布则作热。或逼阳气外出则周身发热，迫阳气上浮则目眩耳聋。医者不知病源，犹用凉药清之，勿怪其久而增剧也。"病家甚韪（认为正确）愚言。遂为开理饮汤方，服一剂心中热去，数剂后转觉凉甚，遂去芍药，连服二十余剂，胸次豁然，喘不再发。

按语：以上四则医案，一为痰饮所致胃脘胀满，因过服开破药而致心肺阳虚，脾胃气弱，病人出现饮食渐减；一为寒饮结胸，阻塞气化之上焦满闷烦躁；一为寒饮凝结之短气、饮食渐减，羸弱不起；一为心肺阳虚、痰饮阻隔之心中满闷发热。干姜味辛而性温，补益上焦心肺之阳，且能开破堵塞胸膈之寒饮，故如离照当空，污淖皆能一扫而空，而收药到病除之效。

岁在壬寅，训蒙（教幼童读书、认字）于邑北境刘仁村庄，愚之外祖家也。有学生刘玉良者，年十三岁，一日之间，衄血四次，诊其脉，甚和平，询其心中不觉凉热。为衄血之证，热者居多，且以童子少阳之体，时又当夏令，遂略用清凉止血之品，衄益甚，脉象亦现微弱。知其胃气因寒不降，转迫血上溢而为衄也《内经》谓阳明厥逆，衄呕血。投以温降汤方载三期二卷，系干姜、白术、清半夏各三钱，生怀山药六钱，生赭石细末六钱，生杭芍、生姜各二钱，厚朴钱半，一剂即愈。

又有他学校中学生，年十四岁，吐血数日不愈。其

[1] 地舆：《淮南子·原道训》云："以地为舆，则无不载也。"地载万物，故比之以车舆，后因称大地为地舆。

[2] 离照当空："离"为八卦之一，代表火。离照当空，即指太阳在天空中发光发热，照亮整个自然界。

吐血之时，多由于咳嗽，诊其脉象迟濡，右关尤甚。疑其脾胃虚寒，不能运化饮食，询之果然。盖吐血之证，多由于胃气不降，饮食不能运化，胃气即不能下降。咳嗽之证，多由于痰饮入肺，饮食迟于运化，又必多生痰饮，因痰饮而生咳嗽，因咳嗽而气之不降者，更转而上逆，此吐血之所由来也。亦投以温降汤，一剂血止。接服数剂，饮食运化，咳嗽亦愈。

近在沈阳医学研究社，与同人论吐血、衄血之证，间有因寒者，宜治以干姜。社友李子林谓从前小东关有老医徐敬亭者，曾用理中汤治愈历久不愈之吐血证，是吐血证诚有因胃寒者之明征也。然徐君但知用理中汤以暖胃补胃，而不知用赭石、半夏佐之以降胃气，是处方犹未尽善也。特是药房制药多不如法，虽清半夏中亦有矾，以治血证吐证，必须将矾味用微温之水淘净，然淘时必于方中原定之方量外加多数钱淘之，以补其淘去矾味所减之分量及所减之药力。

邻村高边务高某，年四十余，小便下血，久不愈。其脉微细而迟，身体虚弱恶寒，饮食减少。知其脾胃虚寒，中气下陷。黄坤载所谓血之亡于便溺者，太阴不升也。为疏方：干姜、於术各四钱，生山药、熟地各六钱，乌附子、炙甘草各三钱，煎服一剂血见少，连服十余剂痊愈。

按语：张锡纯于此复举医案三则，盖论脾胃虚寒所致吐衄及小便下血，皆宜治以味辛性温之干姜。另，张锡纯特别指出，用干姜配伍半夏之时，必以温水淘去半夏之矾味，以防使患者呕吐增剧而影响疗效，可谓用心良苦。

生姜解

将鲜姜种于地中，秋后剖出，去皮、晒干为干姜；将姜上所生之芽种于地中，秋后剖出其当年所生之姜为生姜。是以干姜为母姜，生姜为子姜，干姜老而生姜嫩也。为生姜素嫩姜，其味之辛、性之温，皆亚于干姜，而所具生发之气则优于干姜，故能透表发汗。与大枣同用，善和营卫，盖藉大枣之甘缓，不使透表为汗，惟旋转于营卫之间，而营卫遂因之调和也。其辛散之力，善开痰理气，止呕吐，逐除一切外感不正之气。若但用其皮，其温性稍减，又善通利小便。能解半夏毒及菌蕈诸物毒。食料中少少加之，可为健胃进食之品。孕妇食之，令儿生支指。疮家食之，致生恶肉（腐败之肉），不可不知。

按语：生姜与干姜性味相同，张锡纯从生药栽培过程加以分析，认为两者有老嫩之别，干姜为母而生姜为子，故其味之辛、性之温，皆亚于干姜，而所具生发之气则优于干姜，故能透表发汗，治疗外感风寒邪气闭郁所致恶寒发热无汗。味辛善于开痰理气，祛邪止呕。配合大枣之甘缓，调和营卫，桂枝汤中用之为典范之法。生姜又可解半夏和菌类毒，也可作为佐餐之品增进食欲。生姜之皮善于通利小便，名方五皮饮中用之。然于疮疡诸证，生姜可致生恶肉，为禁忌之品。又俗传孕妇食生姜令子多指，实为臆测之语，不可信。

附子、乌头、天雄解

附子味辛，性大热，为补助元阳（又称真阳、肾阳，指人体阳气的根本）之主药。其力能升能降，能内达能外散，凡凝寒锢冷之结于脏腑、着于筋骨、痹于经络血脉者，皆能开之、通之。而温通之中，又大具收敛之力，故治汗多亡阳汗多有亡阳、亡阴之殊，亡阳者身凉，亡阴者身热，临证时当审辨。身凉亡阳者，宜附子与黄肉、人参并用；热亡阴者，宜生地与黄肉、人参并用，肠冷泄泻，下焦阳虚阴走，精寒自遗。论者谓善补命门相火，而服之能使心脉跳动加速，是于君、相二火皆能大有补益也。

种附子于地，其当年旁生者为附子，其原种之附子则成乌头矣。乌头之热力减于附子，而宣通之力较优，故《金匮》治历节风[1]有乌头汤[2]；治心痛彻背、背痛彻心有乌头赤石脂丸[3]；治寒疝[4]有乌头煎[5]、乌头桂枝汤[6]等方。若种后不旁生附子，惟原种之本长大，若蒜之独头无瓣者，名谓天雄。为其力不旁溢，故其温

[1] 历节风：病证名。以骨节疼痛遍历关节，痛势剧烈，日久可致关节变形为主要临床表现。病机与肝肾气血不足，风寒湿邪闭阻经脉有关。

[2] 乌头汤：方名，出自《金匮要略》。温经散寒，除湿宣痹。

[3] 乌头赤石脂丸：方名，出自《金匮要略》。温阳散寒，峻逐阴邪。

[4] 寒疝：病证名，是一种阴寒内盛的腹中急痛证，痛势多急迫。

[5] 乌头煎：方名。乌头一味用水600ml，煮取200ml，去滓，纳蜜400ml，煎令水气尽，取400ml。强人服140ml，弱人服100ml。破积，散寒，止痛。

[6] 乌头桂枝汤：方名，出自《金匮要略》。逐冷调营。

[1] 唐之幸蜀：古代君王驾临某地，称"幸"。《明皇幸蜀图》是描绘安史之乱时，唐玄宗逃往四川避难，在深山中行旅的情景。

[2] 四逆汤：方名，出自《伤寒论》。温中祛寒，回阳救逆。

[3] 真武汤：方名，出自《伤寒论》。温阳利水。

[4] 通脉四逆汤：方名，出自《伤寒论》。破阴回阳，通达内外。

[5] 姜附汤：方名，出自《奇效良方》。暖脾温肾。

[6] 桂枝附子汤：方名，出自《伤寒论》。祛风除湿，温经散寒。

[7] 甘草附子汤：方名，出自《伤寒论》。温经散寒，祛风除湿。

[8] 附子汤：方名，出自《伤寒论》。温经助阳，祛寒除湿。

[9] 芍药甘草附子汤：方名，出自《伤寒论》。扶阳益阴。

[10] 白通汤：方名，出自《伤寒论》。破阴回阳，宣通上下。

补力更大而独能称雄也。今药房中所鬻之乌附子，其片大而且圆者即是天雄，而其黑色较寻常附子稍重，盖因其力大而色亦稍变也。附子、乌头、天雄，皆反半夏。

陈修园曰："附子主寒湿，诸家俱能解到，而仲景用之，则化而不可知之谓神。且夫人之所以生者，阳也。亡阳则死。亡字分二音，一无方切，音忘，逃也，即《春秋传》'出亡'之义；一微夫切，音无，无也，《论语》'亡而为有'、《孟子》'问有余，曰亡矣'之义也。误药大汗不止为亡阳，如唐之幸蜀[1]。仲景用四逆汤[2]、真武汤[3]等法以迎之；吐利厥冷为亡阳，如周之守府，仲景用通脉四逆汤[4]、姜附汤[5]以救之。且太阳之标阳外呈而发热，附子能使之交于少阴而热已；少阴之神机病，附子能使自下而上而脉生，周身通达而厥愈。合苦甘之芍、草而补虚，合苦淡之苓、芍而温固，玄妙不能尽述。

按：其立法与《本经》之说不同，岂仲景之创见钦？然《本经》谓气味辛温有大毒七字，仲景即于此悟出附子大功用。温得东方风木之气，而温之至则为热，《内经》所谓'少阴之上君火主之'是也；辛为西方燥金之味，而辛之至则反润，《内经》所谓'辛以润之'是也。凡物性之偏处则毒，偏而至于无可加处则大毒，因大毒二字，知附子之温为至极，辛为至极也。仲景用附子之温有二法：杂于苓、芍、甘草中，杂于地黄、泽泻中，如冬日可爱，补虚法也；佐以姜、桂之热，佐以麻、辛之雄，如夏日可畏，救阳法也。用附子之辛又有三法：桂枝附子汤[6]、桂枝附子去桂加白术汤、甘草附子汤[7]，辛燥以祛除风湿也；附子汤[8]、芍药甘草附子汤[9]，辛润以温补水脏也；若白通汤[10]、通脉四逆汤、加人尿猪胆汁汤，则取西方秋收之气，得复元阳而有大封、大固之妙矣。"

邹润安曰："乌头老阴之生育已竟者也；天雄孤阳之不能生育者也；附子即乌头、天雄之种，含阴苞阳者也。老阴生育已竟者，其中空以气为用；孤阳不能生育者，其中实以精为用。气主发散，精主敛藏。发散者能外达腠理，故主中风恶风，洗洗（寒栗貌）出汗，咳逆上气；敛藏者能内入筋骨，故主历节疼痛，拘挛缓急，筋骨不强，身重不能行步。而味辛性锐，两物略同，故除风寒湿痹，破积聚邪气之功亦同。附子则兼备二气，内充实，外强健，且其物不假系属，以气相贯而生，故上则风寒、咳逆、上气，中则癥坚、积聚、血瘕，下则寒湿、痿躄、拘挛、膝痛不能行步，无一不可到，无一不能治。惟其中畜二物之精，斯能兼擅二物之长，其用较二物为广矣。凡物之性阳者上浮，而附子独能使火就下者，其义何居？盖譬之爇（ruò，燃烧）烛两条，使上下参相直，先熄下烛之火，则必有浓烟一缕自烛心直冲，而比抵上烛，则上烛分火随烟倏下，下烛复烧，附子味辛烈而气雄健，又偏以气为用，确与火后浓烟略无殊异，能引火下归，固其宜矣。惟恐在下膏泽已竭，火无所钟，反能引在上之火升腾飞越耳。故夫膏饶则火聚，火聚则蒸腾变化，莫不由是而始矣。"

　　[**附案**]　一少妇上焦满闷烦躁，不能饮食，绕脐板硬，月信两月未见。其脉左右皆弦细。仲景谓双弦者寒，偏弦者饮。脉象如此，其为上有寒饮、下有寒积无疑。其烦躁者，腹中寒气充溢，迫其元阳浮越也。投以理饮汤方载《干姜解》下，去桂枝加附子三钱，方中芍药改用五钱，一剂满闷烦躁皆见愈。又服一剂能进饮食，且觉腹中凉甚，遂去芍药，将附子改用五钱，后来又将干姜减半，附子加至八钱，服逾十剂，大便日行四五次，所下者多白色冷积。汤药仍日进一剂，如此五日，冷积泻尽，大便自止。再诊其脉，见有滑象，尺部较甚，疑其有妊，俾停药勿服，后至期果生子。夫附子原有损胎之说，此证服附子如此之多，而胎固安然无恙，诚所谓"有故无殒，亦无殒也[1]"。

　　按语：附子味辛，性大热，为补助元阳之要药。力能升降，上下内外无所不至，力善开通；又于温通之

[1] 有故无殒，亦无殒也：出自《素问·六元正纪大论》。原意是指怀孕后患病，只要是针对病因治疗，即使用峻猛药物（毒药）治疗亦不致坠胎。"故"，原因也，此处指病因；"殒"，一义指殒落，一义指死亡，此处指胎儿殒落。

中大具收敛之力，能补助君相二火，善治大汗亡阳、阳虚泄泻、命火不足之遗精滑泄，及凝寒痼冷闭结于脏腑、经络、筋骨所致疼痛诸证。

附子、乌头、天雄相比较，乌头热力虽减而尤善宣通；天雄温补之力最足，力专而效宏；附子性兼二者之性，补而通之，为回阳救逆之要药。

张锡纯又指出，《神农本草经》谓附子"气味辛温，有大毒"，温得东方风木之气，温极为热；辛为西方燥金之味，辛极反润。"大毒"指附子之性热甚之偏性。故仲景用附子之温有二法：杂于苓、芍、甘草中，杂于地黄、泽泻中，补阳气之虚；佐以姜、桂之热，佐以麻、辛之雄，起阳气于阴寒之中。用附子之辛又有三法：桂枝附子汤、桂枝附子去桂加白术汤、甘草附子汤，辛燥以祛除风湿；附子汤、芍药甘草附子汤，辛润以温补水脏；白通汤、通脉四逆汤、加人尿猪胆汁汤，则取西方秋收之气，得复元阳而有大封、大固之妙。

张锡纯又引用邹润安的话，指出附子味辛烈而气雄健，偏于以气为用，内充实，外强健，且从植物的生长特性来看，附子力能贯通，兼取乌头和天雄两者之性能，故使用范围较二者更加广泛，在上治疗外受风寒所致咳逆上气，在中治疗癥瘕积聚，在下治疗寒湿痿躄腰膝拘挛等证。

文末，张锡纯另附医案一则，治疗一少妇上有寒饮、下有寒积之上焦满闷烦躁，不能饮食，绕脐板硬，脉弦细。张锡纯认为此烦躁病机非热，而是腹中寒气充溢，迫其元阳外浮而致，方用理饮汤，加附子三钱，一剂而满闷烦躁皆愈。后又逐渐加大附子用量，用至八钱，患者日下白色冷积，五日后泻止，脉始现滑象，诊为孕脉。附子味辛而性大热，本为孕妇禁忌之药，然而有是病则用是药，此次放胆使用附子以祛除体内寒积，壮下焦元气，为《黄帝内经》所说"有故无殒，亦无殒也"之良证。这也提示我们在临床当中不必拘泥，审慎辨证，用药应"胆欲大而心欲小"，圆融变通。

肉桂解

肉桂味辛而甘，气香而窜，性大热纯阳。为其为树身近下之皮，故性能下达，暖丹田、壮元阳、补相火。其色紫赤，又善补助君火，温通血脉，治周身血脉因寒而痹，故治关节腰肢疼痛及疮家白疽。木得桂则枯，且又味辛属金，故善平肝木，治肝气横恣多怒。若肝有热者，可以龙胆草、芍药诸药佐之。《本经》谓其为诸药之先聘通使（意指提前通报者），盖因其香窜之气内而脏腑、筋骨，外而经络、腠理，倏忽之间，莫不周遍。故诸药不能透达之处，有肉桂引之，则莫不透达也。

按：附子、肉桂，皆气味辛热，能补助元阳，然至元阳将绝，或浮越脱陷之时，则宜用附子而不宜用肉桂。诚以附子但味厚，肉桂则气味俱厚，补益之中实兼有走散之力，非救危扶颠之大药，观仲景《伤寒论》少阴诸方，用附子而不用肉桂可知也。

[**附案**] 奉天警务处长王连波夫人，年三十许，咳嗽痰中带血，剧时更大口吐血，常觉心中发热。其脉一分钟九十至，按之不实，投以滋阴宁嗽降火之药不效。因思此证若用药专止其嗽，嗽愈其吐血亦当愈。遂用川贝两许，煎取清汤四茶杯，调入生山药细末一两，煮作稀粥，俾于一日之间连进二剂，其嗽顿止，血遂不吐。数日后，证又反复，自言夜间睡时常作恼怒之梦，怒极或梦中哭泣，醒后必然吐血。据所云云，其肝气必然郁遏，遂改用舒肝泻肝之品，而以养肝镇肝之药辅之，数剂病稍轻减，而犹间作恼怒之梦，梦后仍复吐血。再四踌躇，恍悟平肝之药以肉桂为最要，因肝属木，木得桂则枯也，而单用之则失于热；降胃止血之药以大黄为最要，胃气不上逆，血即不逆行也，而单用之又失于寒。若二药并用，则寒热

相济，性归和平，降胃平肝，兼顾无遗。况俗传原有用此二药为散治吐衄者，用于此证，当有捷效，若再以重坠之药辅之，则力专下行，其效当更捷也。遂用大黄、肉桂细末各一钱和匀，更用生赭石细末六钱，煎汤送下，吐血顿愈，恼怒之梦亦无矣。即此观之，肉桂真善于平肝哉。

济南金姓，寓奉天大西关月窗胡同，得吐血证甚剧，屡次服药无效。其人正当壮年，身体亦强壮，脉象有力，遂用大黄末二钱，肉桂末一钱，又将赭石细末六钱，和于大黄、肉桂末中，分三次用开水送服，病顿愈。后其方屡试皆效，遂将其方载于三期二卷，名秘红丹，并附有治验之案可参观。

按语： 肉桂味辛而甘，气香而窜，能够透达周身脏腑经络，引导诸药达于病所，故《神农本草经》中以之为"诸药之先聘通使"。肉桂性大热纯阳，味甘能补，又因其药用部位为树身靠下部之皮，故其性善于下达，壮元阳、暖丹田而补相火。色紫而赤，又能入于心而补助君火，温通血脉，治疗血分有寒之肢体关节疼痛，以及阴性疮疡。味辛属金，木得桂而枯，故肉桂又能平肝木之横恣。佐以龙胆、芍药之寒凉，肝经有热、气郁善怒者亦可用。

肉桂、附子均为大辛大热之品，皆能补助元阳，然而两者功效亦同中有异。肉桂气味俱厚，味厚者固能补，然气厚者能散，故肉桂补益之中实有走散之力，元阳将绝，或阳气浮越脱陷之证，宜用味厚之附子，而非气味俱厚之肉桂所宜。

张锡纯又在文末附医案二则，其一取肉桂平肝之性，伍以苦寒之大黄以降胃止血，寒热相济，使药性归于和平，治疗肝气郁遏之梦中恼怒兼吐血之证；其二在肉桂配伍大黄的基础之上，重用代赭石以重镇潜阳，三药配伍治疗肝胃热盛之吐血屡服屡效，遂创立"秘红丹"，为治热性吐衄开一方便法门。

知母解

　　知母味苦，性寒，液浓而滑，其色在黄白之间。故能入胃以清外感之热，伍以石膏可名白虎二药再加甘草粳米和之，名白虎汤，治伤寒温病热入阳明；入肺以润肺金之燥，而肺为肾之上源，伍以黄柏兼能滋肾二药少加肉桂向导，名滋肾丸，治阴虚不能化阳，小便不利。为其寒而多液，故能壮水以制火，治骨蒸劳热，目病胬肉（指眼球结膜增生而突起的肉状物）遮掩白睛；为其液寒而滑，有流通之性，故能消疮疡、热毒肿疼。《本经》谓主消渴者，以其滋阴壮水而渴自止也；谓其主肢体浮肿者，以其寒滑能通利水道而肿自消也；谓其益气者，以其能除食气之壮火而气自得其益也。

　　知母原不甚寒，亦不甚苦，尝以之与黄芪等分并用，即分毫不觉凉热，其性非大寒可知。又以知母一两加甘草二钱煮饮之，即甘胜于苦，其味非大苦可知。寒苦皆非甚大，而又多液是以能滋阴也。有谓知母但能退热，不能滋阴者，犹浅之乎视知母也。是以愚治热实脉数之证，必用知母，若用黄芪补气之方，恐其有热不受者，亦恒辅以知母，惟有液滑能通大便，其人大便不实者忌之。

　　按语：知母味苦性寒，色兼黄白，故能入胃清外感之热，白虎汤中伍以石膏治疗伤寒温病热入阳明；入肺润燥，肺为肾之上源，故知母兼可入肾，伍以黄柏而滋肾阴。其性寒凉而汁浓液多，能够壮水而制火，滋阴而制亢阳，壮火既消而少火生气之功自长；寒滑之性又有流通之力，能消疮疡热毒肿痛。故《神农本草经》认为知母主消渴，主肢体浮肿，益气。

　　对于知母苦寒之力的大小，张锡纯又通过实践经验加以举证，谓知母原非大苦大寒之品，且多汁液，确为滋阴清热之佳品。张锡纯经验，治疗实热证必用知母，而且常常用知母之寒凉制约黄芪之热性，在补气方中配伍应用。亦因知母之寒滑，脾虚便溏者为忌用之列。

天门冬解

天冬味甘、微辛，性凉，津液浓厚滑润，其色黄兼白。能入肺以清燥热，故善利痰宁嗽；入胃以消实热，故善生津止渴。津浓液滑之性，能通利二便，流通血脉，畅达经络，虽为滋阴之品，实兼能补益气分。

《本经》谓"天冬主暴风湿偏痹，强骨髓"二语，经后世注解，其理终未透彻。愚尝嚼服天门冬毫无渣滓，尽化津液，且觉兼有人参气味，盖其津浓液滑之中，原含有生生之气，犹人之积精以化气也。其气挟其浓滑之津液以流行于周身，而痹之偏于半身者可除，周身之骨得其濡养而骨髓可健。且入药者为天冬之根，乃天冬之在内者也；其外生之蔓多有逆刺，若无逆刺者，其皮又必涩而戟（刺激）手。天冬之物原外刚内柔也，而以之作药则为柔中含刚，是以痹遇其柔中之刚，则不期（等待，盼望）开而自开，骨得其柔中之刚，不惟健骨且能健髓也。至《别录》谓其"保定肺气，益气力，冷而能补"诸语，实亦有以见及此也。

湖北潜江红十字分会张港义务医院院长崔兰亭来函云：向染咳嗽，百药不效。后每服松脂一钱，凉茶送服，不但咳嗽痊愈，精神比前更强。迨读《医学衷中参西录》四期药物讲义，知天冬含有人参性味，外刚内柔、汁浆浓润，遂改服天冬二钱，日两次，今已三年，觉神清气爽，气力倍增，远行不倦，皮肤发润，面上瘢痕全消。至于用书中之讲究，以挽回垂危之证者尤不胜纪，诚济世之慈航也。

按语：天门冬色黄兼白，味甘、微辛，性凉，能入肺胃清热生津可知。故能清肺之燥热而利痰宁嗽，消胃之实热而生津止渴。又因其津液浓厚滑润，补而兼通，能够通利二便，流通血脉，畅达经络。

对于《神农本草经》中"天冬主暴风湿偏痹，强骨髓"的记载，张锡纯认为后世注解不够透彻。他以身试药，发现嚼服天门冬之后"毫无渣滓，尽化津液"，并且觉得微微兼有人参之气味，从而推断麦门冬

"津浓液滑之中，原含有生生之气"，此气挟浓滑之津液周流全身，可以通痹气，养髓充骨。张锡纯还从天门冬的植株特性进一步分析，认为天门冬之物外刚内柔，根部入药则柔中带刚，刚柔相济之性恰恰可通可补。后附医案一则，病人每日服用天冬二钱，坚持三年之久，自觉"神清气爽，气力倍增，远行不倦，皮肤发润，面上瘢痕全消"，以为天门冬通补兼具之性之良证。

麦门冬解

麦冬味甘，性凉，气微香，津液浓厚，色兼黄白。能入胃以养胃液，开胃进食，更能入脾以助脾散精于肺，定喘宁嗽，即引肺气清肃下行，统调水道以归膀胱。盖因其性凉、液浓、气香，而升降濡润之中，兼具开通之力，故有种种诸效也，用者不宜去心。

《本经》谓"麦冬主心腹结气，伤中伤饱，胃络脉绝，羸瘦短气"，文义深奥，解者鲜能透彻，惟邹润安诠解最妙。其言谓："胃之为腑，多气多血，凡有变动，每患其实不比于虚。设使胃气偏胜，所纳虽多，转输稍不循序，则气之壅结所不能免，是心腹结气、伤中、伤饱所由来也。至胃络脉绝，当以仲景'胃气生热，其阳则绝'为解。盖心腹既有结气，则输送之机更滞，是以中气无权，不患伤饥，每为饱困，由是胃气益盛，孤阳生热，渐致脉络不与心肺相通，则食入不得为荣，形羸、气短诸恙丛生矣。麦冬质柔而韧，色兼黄白，脉络贯心，恰合胃之形象，其一本间根株累累，四旁横出，自十二至十六之多，则有似夫与他脏腑脉络贯注之义。其叶隆冬愈茂，青葱润泽，鉴（动词，照）之有光，则其吸土中精气，上滋梗叶，绝胜他物可知。且其味甘中带苦，又合从胃至心之妙，是以胃得之而能输精上行，自不与他脏腑相绝；肺得之而能敷布四脏，洒陈（分散陈列）五腑，结气自尔消熔，脉络自尔联续。饮食能养肌肤，谷神旺而气随之充也。"

按语：麦门冬味甘、微苦，性凉，津液浓厚，善补阴液可知。因其色兼黄白，故能入胃以养胃液，开胃进食；入脾助其散精于肺，助肺气清肃下行，定喘宁嗽，更可通调水道下输膀胱。其液浓气香，体可补液，气可透达，体用兼备，故张锡纯认为麦门冬"于升降濡润之中，兼具开通之力"。

对于《神农本草经》中所说"麦冬主心腹结气，伤中伤饱，胃络脉绝，羸瘦短气"，张锡纯于诸家之中推崇邹润安的诠解。他从麦门冬的生长环境、植株形态等方面加以分析，认为麦冬善于吸取土中之精华，"绝胜他物"；"根株累累，四旁横出……则有似夫与他脏腑脉络贯注之义"；且其"质柔而韧，色兼黄白，脉络贯心，恰合胃之形象"，"其味甘中带苦，又合从胃至心之妙"，故使用时"不宜去心"。

黄连解

黄连味大苦，性寒而燥。为苦为火之味，燥为火之性，故善入心以清热。心中之热清，则上焦之热皆清，故善治脑膜生炎、脑部充血、时作眩晕、目疾肿疼、胬肉遮睛目生云翳者忌用，及半身以上赤游丹毒。其色纯黄，能入脾胃以除实热，使之进食西人以黄连为健胃药，盖胃有热则恶心懒食，西人身体强壮且多肉食，胃有积热故宜黄连清之，更由胃及肠，治肠澼下利脓血。为其性凉而燥，故治湿热郁于心下作痞满仲景小陷胸汤，诸泻心汤皆用之，女子阴中因湿热生炎溃烂。

徐灵胎曰："苦属火，性宜热，此常理也。黄连至苦而反至寒，则得火之味与水之性，故能除水火相乱之病。水火相乱者，湿热是也。是故热气目痛、眦（眼角，上下眼睑的接合处，靠近鼻的称"内眦"，靠近两鬓的称"外眦"）伤、泪出、目不明，乃湿热在上者；肠澼、腹痛、下利，乃湿热在中者；妇人阴中肿痛，乃湿热在下者，悉能除之矣。凡药能去湿者必增热，能除热者必不能去湿，惟黄连能以苦燥湿，以寒除热，一举而两得焉。"

邹润安曰："《别录》谓黄连调胃厚肠，不得浑称之曰厚肠胃也浑曰厚肠胃，此后世本草语。"夫肠胃中皆有脂膜一道包裹其内，所以护导滓秽（污浊，此指粪便）使下行者，若有湿热混于其间，则脂膜消熔随滓秽而下，古人谓之肠澼，后人目为刮肠痢，亦曰肠垢。胃体广大，容垢纳污，虽有所留，亦未必剥及脂膜。故但和其中之所有，边际自不受伤，故曰调；肠势曲折盘旋之处，更为湿气留聚，湿阻热益生，热阻脂膜益消，去其所阻，则消烁之源绝而薄者厚矣，故曰厚。此见古人造句之精，一字不混淆也。

黄连治目之功不必皆内服也。愚治目睛胀疼者，俾用黄连淬水，乘热屡用棉花瓣蘸擦眼上，至咽中觉苦乃止，则脓疼立见轻。又治目疾红肿作疼者，将黄连细末调以芝麻油，频频闻于鼻中，亦能立见效验。

按语： 黄连味大苦，性大寒而燥。苦为火之味，燥为火之性，故黄连善入主火之少阴心主而清热，兼清上焦之邪热，治疗脑膜炎、脑充血、眩晕、目赤肿痛、胬肉遮睛及赤游丹毒位在上半身者。色黄能入脾胃而除实热，调胃厚肠，治疗胃肠有热所导致的呕恶厌食，以及胃热下移于肠道所致肠癖下痢赤白脓血。其凉燥之性，正如徐灵胎所云："得火之味与水之性，故能除水火相乱之病……湿热是也。"故湿热在上之热气目痛、目眦泪出视物不明，湿热在中之肠癖、腹痛、下痢脓血，以及湿热在下之妇人阴中肿痛溃烂等种种疾患，皆为黄连所治之专长。

文末张锡纯还指出，黄连治疗目疾，内服之外还可以外用。治疗目睛胀痛，可以将黄连淬水，用棉球蘸取擦拭至咽中觉苦，胀痛可以立刻减轻。另外，还可以将黄连轧为细末用麻油调匀，频频嗅之，也能起到很好的疗效。

黄芩解

黄芩味苦，性凉，中空象肺，最善清肺经气分之热，由脾而下通三焦，达于膀胱以利小便。色黄属土，又善入脾胃清热，由胃而下及于肠，以治肠澼下利脓血。又因其色黄而微青，青者木色，又善入肝胆清热，治少阳寒热往来大小柴胡汤皆用之。为其中空兼能调气，无论何脏腑，其气郁而作热者，皆能宣通之；为其中空又善清躯壳之热，凡热之伏藏于经络，散漫于腠理者，皆能消除之。治肺病、肝胆病、躯壳病，宜用枯芩即中空之芩；治肠胃病宜用条芩即嫩时不空者，亦名子芩。究之皆为黄芩，其功用原无甚差池（差别）也。

李濒湖[1]曰："有人素多酒欲，病少腹绞痛不可忍，小便如淋，诸药不效，偶用黄芩、木通、甘草三味，煎服遂止。"

按：黄芩治少腹绞痛，《别录》原明载之，由此见古人审药之精，非后人所能及也。然必因热气所迫致少腹绞痛者始可用，非可概以之治腹痛也。又须知太阴腹痛无热证，必少阳腹痛始有热证，《别录》明标之曰"少腹绞痛"，是尤其立言精细处。

濒湖又曰："余年二十时，因感冒、咳嗽既久，且犯戒，遂病骨蒸发热，肤如火燎，每日吐痰碗许。暑月烦渴，寝食俱废，六脉浮洪，遍服柴胡、麦冬、荆沥诸药，月余益剧，皆以为必死矣。先君（已故的父亲）偶思李东垣治肺热如火燎，烦躁引饮而昼盛者，气分热也，宜一味黄芩汤，以泻肺经气分之火。遂按方用片芩一两，水二盅，煎一盅，顿服，次日身热尽退，而痰嗽皆愈，药中肯綮（qìng，原意指筋骨结合的地方，比喻要害或者最重要的关键），如鼓应桴[2]，医中之妙，有如此哉！"观濒湖二段云云，其善清气分之热，可为黄芩独具之良能矣。

按语：观其象，明其类。张锡纯对于黄芩的分析，称得上是条分缕析，面面俱到。黄芩味苦，性凉，善于清热无疑，然据其中空象肺，推出其最善清肺经之热，顺应肺金肃降之性下达膀胱而通利小便；色黄属土，又推测黄芩擅清脾胃之热，由胃及肠而治疗下痢脓血之肠

[1] 李濒湖：明代著名中医药学家李时珍（1518—1593），字东璧，号濒湖，湖北蕲州人。代表性著作《本草纲目》《濒湖脉学》等。

[2] 如鼓应桴：桴，音fú，指鼓槌。如鼓应桴，指好像拿起鼓槌敲鼓一样，形容疗效确切而迅速。

癖；色黄而微兼青色，入通肝胆木气，善治少阳证之寒热往来；又因其中空之性，具条达之功，推而广之，黄芩于五脏六腑之气郁作热者皆可宣通，热之伏藏于经络散漫于腠理充斥于躯壳者，皆能消除。继而张锡纯列举李濒湖的两个验案，指出黄芩善清气分之热，为其独具之专长。

对于药材的选用，张锡纯认为不同时期采摘的黄芩功用相差不大，然枯芩因其中空之性，善清肺热、肝胆之热、气分之热，子芩又名条芩，治疗肠胃热证更加适用。

医学衷中参西录第四期第四卷

白茅根解

白茅根味甘，性凉，中空有节，根类萑苇[1]而象震《易·系辞》震为萑苇，最善透发脏腑郁热，托痘疹之毒外出。其根不但中空，周遭岈（pán，用于田地等，相当于"块、片"）上且有十二小孔，统体玲珑，故善利小便淋涩作疼，因热小便短少，腹胀身肿。为其色白中空，故能入肺清热以宁嗽定喘；为其味甘，且鲜者嚼之多液，故能入胃滋阴以生津止渴，并治肺胃有热，咳血、吐血、衄血、小便下血，然必用鲜者其效方著。春前秋后剖用之味甘，至生苗盛茂时，味即不甘，用之亦有效验，远胜干者[2]。

作茅根汤法：用鲜白茅根去净皮及节间细根，洗净切细斤许，和凉水三斤煮一沸，候半句钟再煮一沸，又候半句钟，视茅根皆沉水底，汤即成，漉（过滤）出为一日之量，渴当茶，温饮之。以治虚热，实热、外感之热皆宜用。治因热小便不利，积成水肿，尤有奇效。处方编中"白茅根汤"后载数案，可参观。若无鲜白茅根，可用药房中干者一斤，浸以开水，至水凉再用微火温之，不可令开，约六十分钟许，漉去渣，徐徐当茶温饮亦有效验[3]。

茅针：即茅芽，初发犹未出土，形如巨针者，其性与茅根同，而稍有破血之力。凡疮溃脓未破者，将茅针煮服，其疮即破，用一针破一孔，两针破两孔。

[**附案**] 一人年近五旬，受温疹之毒传染，痧疹遍身，表里壮热，心中烦躁不安，证实脉虚，六部不起，屡服清解之药无效，其清解之药稍重，大便即溏。俾用鲜茅根六两，如法煮汤一大碗顿服之，病愈强半，又服一次痊愈。一西医得温病，头疼壮热，心中烦躁，自服西药别腊蜜童、安知歇貌林诸退热之品，服后热见退，旋又反复。其脉似有力，惟在浮分、中分，俾用鲜茅根四两，滑石一两，煎三四沸，取汤服之，周身得微汗，一剂而诸病皆愈[4]。

一妇人年近四旬，因阴虚发热，渐觉小便不利，积

[1] 萑苇：音 huán wěi，竹的一种。《易·说卦》云："震为苍筤竹，为萑苇。"孔颖达疏："萑苇，竹之类也。"

[2] 张锡纯明确指出，临床使用白茅根，鲜者优于干者，此为经验之谈。

[3] 详述白茅根汤的制作方法。白茅根汤可用于各种热证。

[4] 对于发热等急症，中医辨证正确，用药合理，疗效显著，中药并非只能治疗慢性病。

成水肿，服一切通利小便之药皆无效。其脉数近六至，重按似有力，问其心中常觉烦躁，知其阴虚作热，又兼有实热，以致小便不利而成水肿也。俾用鲜茅根半斤，如法煎汤两大碗，以之当茶徐徐温饮之，使药力昼夜相继，连服五日，热退便利，肿遂尽消。

    按语：张锡纯认为，白茅根清热、养阴、利水，对于虚热、实热，以及外感、内伤之热皆可使用。对于水肿，"治因热小便不利，积成水肿，尤有奇效"。关于白茅根的临床用量，单用量要大，生用加倍，鲜品的疗效优于干品。

苇茎、芦根解

    苇与芦原系一物，其生于水边干地，小者为芦，生于水深之处，大者为苇。芦因生于干地，其色暗绿近黑，故字从芦芦即黑色；苇因生于水中，其形长大有伟然之意，故字从韦。千金苇茎汤[1]，薏苡仁、瓜瓣即甜瓜瓣各半升，桃仁五十枚，苇茎切二升，水二斗煮取五升，去渣纳前药三味，煮取二升，服一升，当有所见，吐脓血。释者（解释的人）谓苇用茎不用根者，以肺原在上，取本乎天者亲上也。而愚则以为不然。尝读《易·系辞》震为萑苇，震之卦体一阳居于二阴之下，即萑苇之根居于水底之象。为其禀水中之真阳，是以其性凉而善升。患大头瘟者，愚常用之为引经要药无苇根者，可代以荷叶，义皆取其象震，是其上升之力可至脑部而况于肺乎？且其性凉能清肺热，中空能理肺气，而又味甘多液，更善滋阴养肺，则用根实胜于用茎明矣。今药房所鬻者名为芦根，实即苇根也。其善发痘疹者，以其得震卦振发之性也；其善利小便者，以其体中空且生水中自能行水也；其善止吐血、衄血者，以其性凉能治血热妄行，且血亦水属血中明水居多，其性能引水下行，自善引血下行也[2]。其性颇近茅根，凡当用茅根而无鲜者，皆可以鲜芦根代之也。

    按语：张锡纯认为，芦根禀水中之真阳，且性凉

[1] 千金苇茎汤：出自《备急千金要方》。原方组成和用法：苇茎二升，薏苡仁半升，桃仁五十粒，瓜瓣半升。上四味，以水一斗，先煮苇茎，得五升，去滓，内诸药，煮取二升，服一升，再服，当吐脓。具有清肺化痰，逐瘀排脓之功效。

[2] 对于芦根的功能主治，皆采用取象比类的方法说明。

而善升，常作为引经药，其上升之力可至脑部。且性凉
能清肺热，中空能理肺气，又味甘多液，故更善滋阴养
肺；善利小便，以其体中空且生水中自能行水也；善止
吐血、衄血者，以其性凉能治血热妄行，血与水同类，
可引水下行，亦可引血下行也。并指出可用鲜芦根代鲜
茅根，此为经验之谈。

鲜小蓟根解

　　鲜小蓟根味微辛，气微腥，性凉而润。为其气腥与
血同嗅，且又性凉濡润，故善入血分，最清血分之热。
凡咳血、吐血、衄血、二便下血之因热者，服者莫不立
愈。又善治肺病结核，无论何期用之皆宜，即单用亦可
奏效。并治一切疮疡肿疼、花柳毒淋、下血涩疼。盖其
性不但能凉血止血，兼能活血解毒，是以有以上种种诸
效也。其凉润之性，又善滋阴养血，治血虚发热，至女
子血崩赤带，其因热者用之亦效。

　　按：小蓟各处皆有，而直隶[1]田禾间亦多生此物，
是以北京之山名蓟门，即因其多生大小蓟也。俗名刺尔
菜小蓟原名刺蓟，又名青青菜，山东俗名萋萋（qī）菜，
萋字当为蓟字之转音。奉天俗名枪刀菜，因其多刺如枪
刀也。其叶长二寸许，宽不足一寸，叶边多刺，叶上微
有绒毛，其叶皆在茎上，其茎紫色高尺许，茎端开紫
花，花瓣如绒丝，其大如钱作圆形状，若小绒球，其
花叶皆与红花相似，嫩时可作羹，其根与茎叶皆可
用，而根之性尤良。剖取鲜者捣烂，取其自然汁冲开
水服之，若以入煎剂不可久煎，宜保存其新鲜之性，
约煎四五沸即取汤饮之。又其茎中生虫即结成疙瘩，
状如小枣，其凉血之力尤胜，若取其鲜者十余枚捣
烂，开水冲服，以治吐血、衄血之因热者尤效。今药
房中有以此为大蓟者，殊属差误。用时宜取其生农田
之间嫩而白者。

　　[附案] 一少年素染花柳毒，服药治愈，惟频频
咳嗽，服一切理嗽药皆不效。经西医验其血，谓仍有

[1] 直隶：中国
旧省名。特指今河
北省。

《医学衷中参西录》临证助读系列

药论分册

134

毒，其毒侵肺，是以作嗽。询方于愚，俾用鲜小蓟根两许，煮汤服之，服过两旬，其嗽遂愈。

一少年每年吐血，反复三四次，数年不愈。诊其脉，血热火盛，俾日用鲜小蓟根二两，煮汤数盅，当茶饮之，连饮二十余日，其病从此除根[1]。

按语：小蓟，又名刺儿菜，为菊科蓟属植物，分布于我国大部分地区，以北方多见，一般生于荒地、草地、山坡林中、路旁、灌丛中、田间、林缘及溪旁等。张锡纯独青睐鲜小蓟根，因其具有凉血止血、活血解毒之功效。用于咳血、吐血、衄血、二便下血，并治一切疮痈肿痛、花柳毒淋、下血涩疼之因热者。临床单用鲜小蓟根 10 余枚捣烂，开水冲服，疗效卓著。其茎中生虫即结成疙瘩，状如小枣，其凉血之力尤胜。中药鲜用现代临床应用较少，但疗效显著，值得推广，尤其在农村基层。

[1] 前一少年辨证应为肺热咳嗽；后一少年辨证应为热盛吐血。

大麦芽解

大麦芽性平，味微酸含有稀盐酸，是以善消[2]，能入脾胃，消化一切饮食积聚。为补助脾胃药之辅佐品补脾胃以参、术、芪为主，而以此辅之。若与参、术、芪并用，能运化其补益之力，不至作胀满。为其性善消化，兼能通利二便，虽为脾胃之药，而实善舒肝气舒肝宜生用，炒用之则无效。盖肝于时为春，于五行为木，原为人身气化之萌芽气化之本在肾，气化之上达由肝，故肝为气化之萌芽，麦芽与肝为同气相求，故善舒之。夫肝主疏泄为肾行气，为其力能舒肝，善助肝木疏泄以行肾气，故又善于催生。至妇人之乳汁为血所化，因其善于消化，微兼破血之性，故又善回乳[3]无子吃乳欲回乳者，用大麦芽二两炒为末，每服五钱白汤（即白开水）下。入丸散剂可炒用，入汤剂皆宜生用。化学家生麦芽于理石即石膏上，其根蟠曲之处，理石皆成微凹，可征其消化之力。

[2] 麦芽应味甘，性平，其煎剂对胃酸、胃蛋白酶的分泌有轻度促进作用，故促进消化。

[3] 麦芽大剂量回乳，小剂量催乳，回乳用量应在 30g 以上。

[**附案**] 一妇人年三十余，气分素弱，一日忽觉有气结上脘，不能上达，亦不下降，俾单用生麦芽一

两，煎汤饮之，顿觉气息通顺。

一妇人年近四旬，胁下常常作疼，饮食入胃常停滞不下行，服药数年不愈，此肝不升、胃不降也。为疏方，用生麦芽四钱以升肝，生鸡内金二钱以降胃，又加生怀山药一两以培养脏腑之气化，防其因升之降之而有所伤损，连服十余剂，病遂痊愈。

用麦芽应注意，视其生芽者，或未生芽而生根如白须者亦可。盖大麦经水浸，先生根而后生芽，借其生发之气，比于春气之条达，故舒肝颇效也。

受业孙静明识

按语： 大麦芽健脾消食，疏肝理气。张锡纯在健脾消食药中加入本品，起到补而不滞的作用。并强调疏肝理气宜生用，炒之则无效，切记！对于肝气郁结，脾胃气滞，单用本品（生用）一两便取得满意疗效。麦芽，生芽或未生芽而生根如白须者亦可，因为大麦经水浸，先生根后生芽，生须根即可入药。

茵陈解

茵陈者，青蒿之嫩苗也。秋日青蒿结子，落地发生，贴地大如钱，至冬霜雪满地，萌芽无恙，甫经立春即勃然生长，宜于正月中旬采之。其气微香，其味微辛、微苦，秉少阳最初之气，是以凉而能散。《本经》谓其善治黄疸，仲景治疸证亦多用之。为其禀少阳初生之气，原与少阳同气相求，是以善清肝胆之热，兼理肝胆之郁，热消郁开，胆汁入小肠之路毫无阻隔也。《别录》谓其利小便，除头热，亦清肝胆之功效也。其性颇近柴胡，实较柴胡之力柔和，凡欲提出少阳之邪，而其人身弱阴虚不任柴胡之升散者，皆可以茵陈代之。

[**附案**] 一人，因境多拂逆（fú nì。不顺），常动肝气、肝火，致脑部充血作疼。治以镇肝、凉肝之药，服后周身大热，汗出如洗。恍悟肝为将军之官，中寄相火，用药强制之，是激动其所寄之相火而起反动力也。即原方为加茵陈二钱，服后即安然矣。

一少年常患头疼，诊其脉[1]，肝胆火盛，治以茵陈、川芎、菊花各二钱，一剂疼即止。又即原方为加龙胆草二钱，服两剂觉头部轻爽异常，又减去川芎，连服四剂，病遂除根。

受业孙静明按：民国二十八年秋，同事胡君连奎之二弟连元，年十七岁，患虚劳病发热甚剧，经中西医调治旬余无效。后邀余诊视，余遵寿师治虚劳病方，加茵陈二钱，一剂热减，二剂热退，由是益知茵陈除阴虚作热之特效也。

按语：茵陈禀春生少阳之气，兼微辛、微苦，善清肝胆之热，兼理肝胆之郁，热消郁开，使胆汁入小肠之路毫无阻隔，故善治黄疸。张锡纯认为，茵陈其性颇近柴胡，实较柴胡之力柔和，凡欲提出少阳之邪，而其人身弱阴虚不任柴胡之升散者，皆可以茵陈代之。并强调对于阴虚作热，茵陈有特效。

莱菔子解

莱菔子[2]生用味微辛、性平，炒用气香、性温。其力能升能降，生用则升多于降，炒用则降多于升，取其升气化痰宜用生者，取其降气消食宜用炒者。究之无论或生或炒，皆能顺气开郁，消胀除满。此乃化气之品，非破气之品，而医者多谓其能破气，不宜多服、久服，殊非确当之论。盖凡理气之药，单服久服，未有不伤气者，而莱菔子炒熟为末，每饭后移时服钱许，借以消食顺气，转不伤气，因其能多进饮食，气分自得其养也。若用以除满开郁，而以参、芪、术诸药佐之，虽多服、久服，亦何至伤气分乎。

[**附案**] 一人年五旬，当极忿怒之余，腹中连胁下突然胀起，服诸理气、开气之药皆不效。俾用生莱菔子一两，柴胡、川芎、生麦芽各三钱，煎汤两盅，分三次温服下，尽剂而愈。

一人年二十五六，素多痰饮，受外感，三四日间觉

[2] 莱菔子：即十字花科植物萝卜 *Raphanus sativus* L. 的干燥成熟种子。

痰涎凝结于上脘，阻隔饮食不能下行，须臾仍复吐出。俾用莱菔子一两，生熟各半，捣碎煮汤一大盅，送服生赭石细末三钱，迟点半钟，再将其渣重煎汤一大盅，仍送服生赭石细末三钱，其上脘顿觉开通，可进饮食。又为开辛凉清解之剂，连服两剂痊愈。

按语：莱菔子生、炒，皆能顺气开郁，消胀除满，且能升能降。生用则升多于降，炒用则降多于升，取其升气化痰宜用生者，取其降气消食宜用炒者。医者皆谓莱菔子破气，不宜多服、久服，但张锡纯认为炒莱菔子于饭后服一钱左右，不会伤气；若有健脾药物佐之，虽多服、久服亦不至伤气。张锡纯临床使用莱菔子，多在一两左右。

枸杞子解

枸杞子味甘多液，性微凉，为滋补肝肾最良之药，故其性善明目，退虚热，壮筋骨，除腰疼，久久服之，延年益寿，此皆滋补肝肾之功也。乃因古有"隔家千里，勿食枸杞"之谚，遂疑其能助阳道，性或偏于温热。而愚则谓其性决不热，且确有退热之功效，此从细心体验而得，原非凭空拟议也。

愚自五旬后，脏腑间阳分偏盛，每夜眠时，无论冬夏床头置凉水一壶，每醒一次，觉心中发热，即饮凉水数口，至明则壶中水已所余无几。惟临睡时，嚼服枸杞子一两，凉水即可少饮一半，且晨起后觉心中格外镇静，精神格外充足。即此以论枸杞，则枸杞为滋补良药，性未必凉而确有退热之功效，不可断言乎？

或问：枸杞为善滋阴故能退虚热，今先生因睡醒而觉热，则此热果虚热乎？抑实热乎？答曰：余生平胖壮，阴分不亏，此非虚热明矣。然白昼不觉热，即夜间彻夜不睡，亦不觉热，惟睡初醒时觉心中发热，是热长于睡中也，其不同于泛泛之实热又明矣。此乃因睡时心肾自然交感而生热，乃先天元阳壮旺之现象，惟枸杞能补益元阴，与先天元阳相济，是以有此功效，此所以久久服之，而能延年益寿也。若谓其仅能退虚热，犹浅之乎视枸杞矣。且其树寿逾松柏，万年不老，无论生于何地，其根皆能直达黄泉，莫不盛茂，从未见有自枯萎者，人服枸杞而寿，或亦因斯欤（yú。文言句末语气助词，表示疑问、感叹、反诘等语气）。

附方

[**金髓煎**]　枸杞子，逐日择红熟者，以无灰酒浸之，蜡纸封固，勿令泄气，两月足，取入砂盆中，研烂滤取汁，同原浸之酒入银锅内，慢火熬之，不住箸搅，恐黏住不匀，候成饧（xíng。糖块、面剂子等变软），净瓶密贮。每早温酒服二大匙，夜卧再服，百日身轻气壮，积年不辍，可以羽化[1]。

地骨皮即枸杞根上之皮也。其根下行直达黄泉，禀地之阴气最厚，是以性凉、长于退热。为其力优于下行，有收敛之力，是以治有汗骨蒸，能止吐血、衄血，更能下清肾热，通利二便，并治二便因热下血。且其收敛下行之力，能使上焦浮游之热因之清肃，而肺为热伤作嗽者，服之可愈。是以诸家本草，多谓其能治嗽[2]也。惟肺有风邪作嗽者忌用，以其性能敛也。

按语：枸杞为滋补肝肾之要药，具有延年益寿之功，长期服用，可延年益寿。有医家认为，枸杞其性偏于温热，但张锡纯认为枸杞其性决不热，且有退热之功。其根皮——地骨皮，性凉，长于退热，且有收敛下行之力，对于肺热而致咳嗽，疗效显著，但对风邪犯肺而致咳嗽则忌用。

海螵蛸、 茜草解

《内经》有四乌贼骨一芦茹丸，治伤肝之病，时时前后血。方用乌贼骨四，芦茹一，丸以雀卵，如小豆大，每服五丸，鲍鱼汤送下。

按：乌贼骨即海螵蛸，芦茹即茜草。详阅诸家本草，载此二药之主治，皆谓其能治崩带，是与《内经》用二药之义相合也。又皆谓其能消癥瘕，是又与《内

[1] 羽化：旧时迷信的人说仙人能飞升变化，把成仙称为羽化。

[2] 地骨皮所治咳嗽应是肺热咳嗽。

经》用二药之义相反也。本草所载二药之性，如此自相矛盾，令后世医者并疑《内经》之方而不敢轻用，则良方几埋没矣。而愚对于此二药，其能治崩带洵有确实征验（事实根据），其能消癥瘕与否，则又不敢遽断也。

忆在籍时，曾治沧州董姓妇人，患血崩甚剧。其脉象虚而无力，遂重用黄芪、白术，辅以龙骨、牡蛎、萸肉诸收涩之品，服后病稍见愈，遂即原方加海螵蛸四钱、茜草二钱，服后其病顿愈，而分毫不见血矣。愚于斯深知二药止血之能力，遂拟得安冲汤[1]、固冲汤二方，于方中皆用此二药，登于处方编中以公诸医界。

又治邻村星马村刘氏妇，月信月余不止，病家示以前服之方，即拙拟安冲汤去海螵蛸、茜草也，遂于原方中加此二药，服一剂即愈。俾再服一剂以善其后。病家因疑而问曰："所加之药如此效验，前医者如何去之？"答曰："此医者转是（俗语，肯定是）细心人，彼盖见此二药有能消癥瘕之说，因此生疑，而平素对于此二药又无确实经验，是以有此失也。"

至于海螵蛸、茜草之治带证，愚亦有确实经验。初临证时，以妇女之带证原系微末之疾，未尝注意，后治一妇人，因病带已不起床，初次为疏方不效，后于方中加此二药，遂大见效验，服未十剂，脱然痊愈。于斯愚拟得清带汤方，此二药与龙骨、牡蛎、山药并用，登于处方编中为治带证之方。后在沧州治一媪年近六旬，患带下赤白相兼，心中发热，头目眩晕，已半载不起床矣。诊其脉甚洪实，遂于清带汤中加苦参、龙胆草、白头翁各数钱，连服八剂痊愈，心热眩晕亦愈。

又治本邑一少妇，累年多病，身形羸弱，继又下白带甚剧，屡经医治不效。诊其脉，迟弱无力，自觉下焦凉甚，亦治以清带汤。为加干姜六钱，鹿角胶三钱，炙甘草三钱，连服十剂痊愈。统以上经验观之，则海螵蛸、茜草之治带下不又确有把握哉！至其能消癥瘕与否，因未尝单重用之，实犹欠此经验而不敢遽定也。

[1] 安冲汤：白术六钱（炒），生黄芪六钱，生龙骨六钱（捣细），生牡蛎六钱（捣细），大生地六钱，生杭芍三钱，海螵蛸四钱（捣细），茜草三钱，川续断四钱。

按语：张锡纯用海螵蛸、茜草治疗崩漏、带下为急则治其标之法，但在治标同时，兼顾治本，即标本兼顾，如此则临床疗效显著。对于海螵蛸、茜草能否消癥痕，因无临床实践，故不敢"遽定"，可见张锡纯治学之严谨。

罂粟壳解

罂粟壳即罂粟花所结之子外包之壳也。其所结之子形如罂（古代大腹小口的酒器），中有子如粟，可作粥，甚香美炒之则香，故名其外皮为罂粟壳，药房间省文（即简称。此处指文字简写）曰米壳。其味微酸，性平，其嫩时皮出白浆可制鸦片。以其犹含鸦片之余气，故其性能敛肺、涩肠、固肾。治久嗽、久痢、遗精、脱肛、女子崩带。嗽、痢初起及咳嗽兼外感者忌用。

按：罂粟壳治久嗽、久痢，诚有效验，如虚劳咳嗽证，但用山药、地黄、枸杞、玄参诸药以滋阴养肺，其嗽不止者，加罂粟壳二三钱，则其嗽可立见轻减，或又少佐以通利之品，若牛蒡、射干诸药尤为稳妥。至于久痢，其肠中或有腐烂，若用三七、鸦胆子化其腐烂，而其痢仍不止者，当将罂粟壳数钱，与山药、芍药诸药并用，连服数剂，其痢可痊愈。

按语：张锡纯认为，罂粟壳味酸，故有敛肺、涩肠、固肾的功效，用于久咳、久痢、遗尿、脱肛、女子崩带，属于虚证者，对于咳嗽、痢疾初起或咳嗽兼外感属于实证者禁用。

竹茹解

竹茹味淡，性微凉，善开胃郁，降胃中上逆之气，使之下行胃气息息下行为顺，故能治呕吐、止吐血衄血皆降胃之功。《金匮》治妇人乳中虚，烦乱呕逆，有竹皮大丸，竹皮即竹茹也。为其为竹之皮，且凉而能降，故又能清肺利痰，宣通三焦水道下通膀胱，为通利小便之要药，与叶同功而其力尤胜于叶。又善清肠中之热，除下痢、后重、腹疼。为其凉而宣通，损伤瘀血肿疼者，服之可消肿愈疼，融化瘀血，醋煮口嗽，可止齿龈出血。须用嫩竹外边青皮，里层者力减。

族家婶母，年四旬，足大指隐白穴处，忽然破裂出血，且色紫甚多，外科家以为疔毒，屡次服药不效。时愚甫习医，诊其脉洪滑有力，知系血热妄行，遂用生地黄两半，碎竹茹六钱，煎汤服之，一剂血止，又服数剂，脉亦平和。盖生地黄凉血之力，虽能止血，然恐止后血瘀经络致生他病，辅以竹茹宣通消瘀，且其性亦能凉血止血，是以有益而无弊也。

友人刘干臣之女，嫁与邻村，得温病，干臣邀愚往视。其证表里俱热，胃口满闷，时欲呕吐。舌苔白而微黄，脉象洪滑，重按未实。问其大便，昨行一次，微燥。一医者欲投以调胃承气汤[1]，疏方尚未取药。愚曰：此证用承气汤尚早。遂另为疏方，用生石膏一两，碎竹茹六钱，青连翘四钱，煎汤服后，周身微汗，满闷立减，亦不复欲呕吐，从前小便短少，自此小便如常，其病顿愈。

按语：竹茹味淡，性微凉，具有降逆止呕、凉血止血之功，用于呕吐、吐血、衄血。张锡纯认为竹茹为竹之皮，凉而能降，故能清肺利痰、宣通三焦水道下通膀胱，为通利小便之要药；又善清肠中之热，除下痢、后重、腹疼；并认为竹茹宣通消瘀，融化瘀血，用于外伤瘀血肿痛。

沙参解

沙参味淡、微甘，性凉，色白，质松，中空，故能入肺清热滋阴，补益肺气，兼能宣通肺郁，故《本经》谓其主血积，肺气平而血之上逆者自消也。人之魂藏于肝，魄藏于肺，沙参能清补肺脏以定魄，更能使肺金之气化清肃下行，镇戢肝木以安魂。魂魄安定，惊恐自

[1] 调胃承气汤：大黄五钱，甘草三钱，芒硝一钱半。

化，故《本经》又谓主惊气也。

　　徐灵胎曰：肺主气，故肺家之药气胜者为多。但气胜之品必偏于燥，而能滋肺者又腻滞而不清虚，惟沙参为肺家气分中理血药，色白体轻，疏通而不燥，滑泽而不滞，血阻于肺者，非此不能清也。

　　沙参以体质轻松，中心空者为佳，然必生于沙碛（qì，水中沙堆，引申为沙漠）之上，土性松活，始能如此。渤海之滨，沙碛绵亘，纯系蚌壳细末，毫无土质，其上所长沙参，粗如拇指，中空大于藕孔。其味且甘于他处沙参，因其处若三四尺深即出甜水，是以所长之沙参，其味独甘，鲜嚼服之，大能解渴，故以治消渴尤良。其叶光泽如镜，七月抽茎开白花，纯禀金气，肺热作嗽者，用之甚效，洵良药也。

　　按语：沙参清肺热滋肺阴，补益肺气，兼能宣通肺郁，对于肺热伤阴之咳嗽有奇效；临床应用以体质轻松，中心空者为佳。

连翘解

　　连翘味淡、微苦，性凉，具升浮宣散之力，流通气血，治十二经血凝气聚，为疮家要药。能透表解肌，清热逐风，又为治风热要药。且性能托毒外出，又为发表疹瘾要药。为其性凉而升浮，故又善治头目之疾。凡头疼、目疼、齿疼、鼻渊，或流浊涕成脑漏证，皆能主之。为其味淡能利小便，故又善治淋证，溺管生炎。

　　仲景方中所用之连轺，乃连翘之根，即《本经》之连根也。其性与连翘相近，其发表之力不及连翘。而其利水之力则胜于连翘，故仲景麻黄连轺赤小豆汤用之，以治瘀热在里，身将发黄，取其能导引湿热下行也。

　　按：连翘诸家皆未言其发汗，而以治外感风热，用至一两必能出汗，且其发汗之力甚柔和，又甚绵长。曾治一少年，风温初得，俾单用连翘一两煎汤服，彻底微汗，翌晨病若失。

连翘形圆而尖，其状似心，故善清心热。心与小肠相表里，又能清小肠热，通五淋而利小便。为其气薄体轻，具有透表作用；壳内有房，房中有粒状小心，捻碎嗅之辛香有油，是以藉此芳香之力可解郁热；因含油质，故发汗时较他药柔和而绵长也。

受业孙静明谨注

又连翘善理肝气，既能舒肝气之郁，又能平肝气之盛。曾治一媪，年过七旬，其手连臂肿疼，数年不愈，其脉弦而有力，遂于清热消肿药中，每剂加连翘四钱，旬日肿消疼愈，其家人谓媪从前最易愤怒，自服此药后不但病愈，而愤怒全无，何药若是之灵妙也。由是观之，连翘可为理肝气要药矣。

按语： 张锡纯指出治疗外感风热，连翘具有发汗作用，为其独到见解。连翘发汗，用量应大在20～30g左右。国医大师李士懋教授遵循张锡纯之说，治疗外感风热、热邪内郁，每在升降散中加连翘发汗透热，使热透、汗出而病愈。

川楝子解

大如栗者是川楝子，他处楝子小而味苦，去核名金铃子。川楝子味微酸、微苦，性凉，酸者入肝，苦者善降，能引肝胆之热下行自小便出，故治肝气横恣，胆火炽盛，致胁下掀疼。并治胃脘气郁作疼，木能疏土也。其性虽凉，治疝气者恒以之为向导药，因其下行之力能引诸药至患处也。至他处之苦楝子，因其味苦有小毒，除虫者恒用之。

按语： 川楝子疏肝理气，因其性凉，对于肝胆火盛导致的气机不畅，疗效最佳。张锡纯提出川楝子引气下行，用于疝气，为独到见解。

薄荷解

薄荷味辛，气清郁香窜，性平，少用则凉，多用则热如以鲜薄荷汁外擦皮肤，少用殊觉清凉，多用即觉灼热。其力能内透筋骨，外达肌表，宣通脏腑，贯串经络，服之能透发凉汗，为温病宜汗解者之要药。若少用之，亦善调和内伤，治肝气胆火郁结作疼，或肝风内动，忽然痫痉瘈疭，头疼目疼，鼻渊鼻塞，齿疼咽喉肿疼，肢体拘挛作疼，一切风火郁热之疾，皆能治之。痢疾初起挟有外感者，亦宜用之，散外感之邪，即以清肠中之热，则其痢易愈。又善消毒菌薄荷冰善消霍乱毒菌，薄荷亦善消毒菌可知[1]，逐除恶气，一切霍乱痧证[2]，亦为要药。为其味辛而凉，又善表疹瘾，愈皮肤瘙痒，为儿科常用之品。

温病发汗用薄荷，犹伤寒发汗用麻黄也。麻黄服后出热汗，热汗能解寒，是以宜于伤寒；薄荷服后出凉汗，凉汗能清温，是以宜于温病。若以麻黄发温病之汗，薄荷发伤寒之汗，大抵皆不能出汗，即出汗亦必不能愈病也。

按：薄荷古原名苛，以之作蔬，不以之作药。《本经》《别录》皆未载之，至唐时始列于药品，是以《伤寒论》诸方未有用薄荷者。然细审《伤寒论》之方，确有方中当用薄荷，因当时犹未列入药品，即当用薄荷之方，不得不转用他药者。试取《伤寒》之方论之，如麻杏甘石汤中之麻黄，宜用薄荷代之。盖麻杏甘石汤，原治汗出而喘无大热，既云无大热，其仍有热可知，有热而犹用麻黄者，取其泻肺定喘也。然麻黄能泻肺定喘，薄荷亦能泻肺定喘薄荷之辛能抑肺气之盛，又善搜肺风，用麻黄以热治热，何如用薄荷以凉治热乎？又如凡有葛根诸汤中之葛根，亦可以薄荷代之。盖葛根原所以发表阳明在经之热，葛根之凉不如薄荷，而其发表之力又远不如薄荷，则用葛根又何如用薄荷乎？斯非背古训也，古人当药物未备之时，所制之方原有不能尽善尽美之处。无他，时势限之也。吾人当药物既备之时，而不能随时化裁，与古为新，是仍未会古人制方之意也。医界之研究《伤寒》

[1] 可见张锡纯衷中参西。

[2] 霍乱痧证：感受时疫秽浊之气，以发热，胸腹或闷或胀或痛，或上吐下泻，或神昏闷乱，或皮下青紫痧瘢瘀筋等为常见症的危急外感热病的统称。

者，尚其深思愚言哉。

按语：张锡纯认为，薄荷可透发凉汗，为温病宜汗解者之要药。温病发汗用薄荷，犹伤寒发汗用麻黄也。麻黄服后出热汗，热汗能解寒，是以宜于伤寒；薄荷服后出凉汗，凉汗能清温，是以宜于温病。对于张锡纯提出薄荷可代替葛根汤中的葛根、麻杏甘石汤中的麻黄，为其一家之言，有待后世验证。

茯苓、茯神解

茯苓气味俱淡，性平，善理脾胃，因脾胃属土，土之味原淡土味淡之理，徐灵胎曾详论之，是以《内经》谓淡气归胃，而《慎柔五书》[1]上述《内经》之旨，亦谓味淡能养脾阴。盖其性能化胃中痰饮为水液，引之输于脾而达于肺，复下循三焦水道以归膀胱，为渗湿利痰之主药。然其性纯良，泻中有补，虽为渗利之品，实能培土生金，有益于脾胃及肺。且以其得松根有余之气，伏藏地中不外透生苗，故又善敛心气之浮越以安魂定魄，兼能泻心下之水饮以除惊悸，又为心经要药。且其伏藏之性，又能敛抑外越之水气转而下注，不使作汗透出，兼为止汗之要药也。其抱根而生者为茯神，养心之力，较胜于茯苓。

刘潜江[2]曰：茯苓本古松灵气纶结成形，卢子繇[3]谓其精英不发于枝叶，返旋生气吸伏于踵，一若真人之息，若但视为利湿，殆有未然。盖松之凌冬不凋，非以其禀真阳之性耶？乃其气入土，久而结茯苓，是其质成于阴气禀于阳也。陶隐居[4]谓其无朽蛀，埋地中三十年，犹色理无异，不可见其坚贞哉。

茯苓若入煎剂，其切作块者，终日煎之不透，必须切薄片，或捣为末，方能煎透。

友人竹芷熙曰："嵊县地固多山，在葛溪口，嵊东山名也。本层峦叠嶂、峰回水绕之所，吴氏聚族而居，约四五十家，以种苓为业，其种苓之法，秘而不宣，虽亲戚不告焉。新嵊药肆间，茯苓皆出于是。春间吴氏之

[1] 慎柔五书：书名。明代胡慎柔撰。初刊于1636年。现存系经清代石震校订本。

[2] 刘潜江：即刘若金，字云密，号蠡园逸叟。潜江（今属湖北）人。撰写《本草述》。

[3] 卢子繇即卢之颐，明清间医学家。字子繇、繇生、子繇，号晋公、芦中人。钱塘（今浙江杭州）人，系名医卢复之子。《本草乘雅半偈》的作者。

[4] 陶隐居：即陶弘景，字通明，因长期隐居自号华阳陶隐居，死后，谥号贞白先生，丹阳秣陵（今江苏江宁县）人。《本草经集注》的作者。

媳病，盖产后月余，壮热口渴不引饮，汗出不止，心悸不寐，延余往治。病人面现红色，脉有滑象，急用甘草、麦冬、竹叶、柏子仁、浮小麦、大枣煎饮不效；继用酸枣仁汤[1]，减川芎，加浮小麦、大枣，亦不效；又用归脾汤加龙骨、牡蛎、萸肉则仍然如故。当此之时，余束手无策。忽一人进而言曰：'何不用补药以缓之。'余思此无稽之谈，所云补药者，心无见识也，姑漫应之。时已届晚寝之时，至次日早起，其翁奔告曰：'予媳之病昨夜用补药医痊矣。'余将信将疑，不识补药究系何物。乃翁持渣来见，钵中有茯苓四五两。噫，茯苓焉，胡为云补药哉？余半晌不能言。危坐思之，凡病有一线生机，皆可医治。茯苓固治心悸之要药，亦治汗出之主药。仲景治伤寒汗出而渴者五苓散，不渴者茯苓甘草汤。伤寒厥而心下悸者，宜先治水，当服茯苓甘草汤。可知心悸者汗出过多，心液内涸，肾水上救入心则悸，余药不能治水，故用茯苓以镇之。是证心悸不寐，其不寐由心悸而来，即心悸亦从汗出而来，其壮热口渴不引饮，脉滑，皆有水气之象，今幸遇种苓家，否则汗出不止，终当亡阳，水气凌心，必当灭火，是谁之过欤？余引咎而退。"观竹君此论，不惜暴一己之失，以为医界说法，其疏解经文之处，能将仲景用茯苓之深意，彰彰表出，固其析理之精，亦见其居心之厚也。夫仁人之后必昌，君之哲嗣名余祥，青年英发，驰名医界，时与愚有鱼雁（指书信）往来，其造就固未可量也。

　　湖北天门县崔兰亭来函云：民纪十九年，四十八师李团长夫人，头目眩晕，心中怔忡，呕吐涎沫，有时觉气上冲，昏愦不省人事。军医治以安神之药无效，继又延医十余人，皆服药无效，危险已至极点。生诊其脉，浮而无力，视其形状无可下药。恍悟四期《衷中参西录》茯苓解中，所论重用茯苓之法，当可挽回此证。遂俾单用茯苓一两煎汤服之，服后甫五分钟，病即轻减，旋即煎渣再服，益神清气爽，连服数剂，病即痊

[1] 酸枣仁汤：方名，出自《金匮要略·血痹虚劳病脉证并治》。组成：酸枣仁二升，甘草一两，知母二两，茯苓二两，芎䓖二两。

愈。后每遇类此证者，投此方皆可奏效。

按语： 茯苓为健脾利水渗湿之要药。张锡纯认为茯苓善敛心气之浮越以安魂定魄，兼能泻心下之水饮以除惊悸，又为心经要药，养心安神茯神胜于茯苓，且茯苓还有止汗作用；并强调茯苓若入煎剂，其切作块者，终日煎之不透，必须切薄片，或捣为末，方能煎透。煎药时切记。

木通解

木通味苦，性凉，为藤蔓之梗，其全体玲珑通彻，故能贯串经络，通利九窍。能泻上焦之热，曲曲引之下行自水道达出，为利小便、清淋浊之要药。其贯串经络之力，又能治周身拘挛，肢体痹疼，活血消肿，催生通乳，多用亦能发汗。

愚平素不喜用苦药，木通诸家未尝言苦，而其味实甚苦。因虑人嫌其苦口难服，故于木通未尝独用重用，以资研究，近因遇一肢体关节肿疼证，投以清热利湿活血之品，更以西药阿斯必林佐之，治愈。适法库门生万泽东来奉，因向彼述之。泽东曰："《金鉴》治三痹行痹、痛痹、著痹有木通汤方，学生以治痛痹极有效验，且服后必然出汗，曾用数次，皆一剂而愈。"愚曰："我亦见其方，但未尝试用，故不知如此神效，既效验如此，当急录出以公诸医界。"爱列其方于下：

[**木通汤**] 用木通一味，不见水者其整者皆未见水，捣碎用二两，以长流水二碗煎一碗，热服取微汗，不愈再服，以愈为度。若其痛上下左右流走相移者，加羌活、防风以祛风邪；其痛凉甚者，有汗加附子，无汗加麻黄以去寒邪；其痛重著难移者，加防己以胜湿邪。其所应加之药，不可过三钱，弱者俱减半服。

按语： 张锡纯对于门人的验方倍加珍惜，毫不吝啬，公之于众，体现了张锡纯敢于以"弟子为师"及未将验方"密而不传"的"大医"风范。

蒲黄解

　　蒲黄味淡、微甘、微辛，性凉，善治气血不和，心腹疼痛，游风肿疼，颠仆血闷用生蒲黄半两，煎汤灌下即醒，痔疮出血水送服一钱，日三次，女子月闭腹痛，产后瘀血腹疼，为其有活血化瘀之力，故有种种诸效。若炒熟用之不宜炒黑，又善治吐血、咳血、衄血、二便下血、女子血崩带下。外用治舌胀肿疼，甚或出血，一切疮疡肿疼，蜜调敷之皆宜用生者，皆有捷效。为其生于水中，且又味淡，故又善利小便。

　　邹润安曰："凡生水中之物，皆以水为父母，而听其消涨以为荣枯。矧蒲黄又生于四五月（指农历四、五月份）大火得令时，能吸火气以媾于水而成中五之色者，是能合水火之精以成土者也。人身惟水火不谐方小便不利，而为心腹膀胱寒热。蒲黄象土，本可防水，且又生于水中，用之使调和水火，则寒热于以解，小便遂自利，柔化之功反速于刚制也。若夫热傍水势而迫血妄行，热阻水行而停血成瘀，则亦行者能止、瘀者能消，而均可无虑。故《本经》谓其主心腹膀胱寒热，利小便，止血又消瘀血也。"详观此论，是蒲黄之性原善化瘀血，又善止血妄行，非炒至色紫黑，始能止血也。即欲炒用之以止血，亦惟炒熟而已，断不宜过炒之以失其本性。

　　邹氏又谓："《金匮》用蒲灰散，利小便治厥而为皮水，解者或以为香蒲，或以为蒲席烧灰。然香蒲但能清上热，不云能利水。败蒲席，《别录》主筋溢恶疮，亦非利水之物。蒲黄，《本经》主利小便，且《本事方》[1]《芝隐方》皆述其治舌胀神验，予亦曾治多人，毫丝不爽，不正合治水之肿于皮乎？夫皮水为肤腠间病，不应有厥，厥者下焦病也。膀胱与肾为表里，膀胱以水气归皮，致小便不利，气阻而成寒热，则肾亦承其弊为之阴壅，而阳不得达，遂成厥焉。病本在外，非可用温，又属皮水，无从发散，计惟解心腹膀胱之寒热，使小便得利，又何厥逆之有，以是知其为蒲黄无疑也。

[1]《本事方》：又名《普济本事方》《类证普济本事方》。宋代许叔微撰。

曰蒲灰者，蒲黄之质，固有似于灰也。"

按：蒲黄诚为妙药，失笑散用蒲黄、五灵脂等分生研，每用五钱，水酒各半，加醋少许，煎数沸连渣服之，能愈产后腹疼于顷刻之间。人多因蒲黄之质甚软，且气味俱淡，疑其无甚力量而忽视之，是皆未见邹氏之论，故不能研究《本经》主治之文也。

按语：蒲黄为活血化瘀之要药，可用于一切血瘀证。张锡纯认为有的医家因蒲黄质软，味淡，疑其无甚力量而忽视之，则错矣。蒲黄生用活血化瘀之力较甚，炒熟则止血，断不可炒过（炒黑），炒过则失其本性。

三棱、莪术解

三棱气味俱淡，微有辛意。莪术味微苦，气微香，亦微有辛意。性皆微温，为化瘀血之要药。以治男子疝癖[1]，女子癥瘕、月闭不通，性非猛烈而建功甚速。其行气之力，又能治心腹疼痛，胁下胀疼，一切血凝气滞之证。若与参、术、芪诸药并用，大能开胃进食，调血和血。若细核二药之区别，化血之力三棱优于莪术，理气之力莪术优于三棱。

药物恒有独具良能，不能从气味中窥测者，如三棱、莪术性近和平，而以治女子瘀血，虽坚如铁石亦能徐徐消除，而猛烈开破之品转不能建此奇功，此三棱、莪术独具之良能也。而耳食[2]者流，恒以其能消坚开瘀，转疑为猛烈之品而不敢轻用，几何不埋没良药哉。

三棱、莪术，若治陡然腹胁疼痛，由于气血凝滞者，可但用三棱、莪术，不必以补药佐之；若治瘀血积久过坚硬者，原非数剂所能愈，必以补药佐之，方能久服无弊。或用黄芪六钱，三棱、莪术各三钱，或减黄芪三钱，加野台参三钱，其补破之力皆可相敌，不但气血不受伤损，瘀血之化亦较速，盖人之气血壮旺，愈能驾驭药力以胜病也。

[附案] 邻村武生李卓亭夫人，年三十余，癥瘕起于少腹，渐长而上，其当年长者尚软，隔年即硬如

[1] 疝癖：脐腹偏侧或胁肋部时有筋脉攻撑急痛的病证。

[2] 耳食：比喻不假思索，轻信所闻。

石。七年之间，上至心口，旁塞两胁，饮食减少，时而昏睡。剧时昏睡一昼夜，不饮不食，屡次服药无效。后愚为诊视，脉虽虚弱，至数不数，许为治愈，授以拙拟理冲汤方方载三期八卷中，有三棱、莪术各三钱，病人自揣其病断无可治之理，竟置不服。次年病益进，昏睡四日不醒，愚用药救醒之，遂恳切告之曰："去岁若用愚方，病愈已久，何至危困若此，然此病尚可为，慎勿再迟延也。"仍为开前方。病人喜，信愚言，连服三十余剂，磊块皆消。惟最初所结之病根，大如核桃之巨者尚在。又加水蛭不宜炙，服数剂痊愈。

按语：张锡纯谓三棱、莪术为化瘀血之要药，且性近和平，化瘀血之力"性非猛烈而建功甚速"，对于陡然腹胁疼痛，由于气血凝滞者，可但用三棱、莪术，不必以补药佐之；若治瘀血积久坚硬者，必以补药佐之，方能久服无弊。对于二者之区别，其认为"化血之力三棱优于莪术，理气之力莪术优于三棱"。

乳香、 没药解

乳香气香窜，味淡，故善透窍以理气；没药气则淡薄，味则辛而微酸，故善化瘀以理血。其性皆微温，二药并用为宣通脏腑、流通经络之要药。故凡心胃、胁腹、肢体、关节诸疼痛，皆能治之；又善治女子行经腹疼，产后瘀血作疼，月事不以时下；其通气活血之力，又善治风寒湿痹，周身麻木，四肢不遂及一切疮疡肿疼，或其疮硬不疼。外用为粉以敷疮疡，能解毒、消肿、生肌、止疼。虽为开通之品，不至耗伤气血，诚良药也。

按：乳香、没药，最宜生用，若炒用之则其流通之力顿减，至用于作丸散中者，生轧作粗渣入锅内，隔纸烘至半熔，候冷轧之即成细末，此乳香、没药去油之法。

[**附案**] 一人年三十许，当脐忽结癥瘕，自下渐长而上。初长时稍软，数日后即硬如石，旬日长至心口，向愚询方。自言凌晨冒寒，得于途间。愚再三思

之，不得其证之主名，然即形迹论之，约不外气血凝滞。为疏方，用当归、丹参、乳香、没药各五钱，流通气血之中，大具融化气血之力，连服十剂痊愈。以后用此方，治内外疮疡、心腹肢体疼痛。凡病之由于气血凝滞者，恒多奇效，因将其方登于三期四卷，名活络效灵丹。

一少妇左胁起一疮，其形长约五寸，上半在乳，下半在肋，皮色不变，按之甚硬而微热于他处。延医询方，调治两月不效，且渐大于从前。后愚诊视，阅其所服诸方，有遵林屋山人[1]治白疽方治者，有按乳痈治者。愚晓病家曰："此证硬而色白者阴也，按之微热者阴中有阳也，统观所服诸方，有治纯阴纯阳之方，无治半阴半阳之方，勿怪其历试皆不效也。"亦俾用活络效灵丹作汤服之此方原有作汤服、作散服两种服法，若作散服，每次四钱，温酒送下，数剂见消，服至三十剂，消无芥蒂。

一邻村妇人，心腹疼痛异常，延医服药无效，势近垂危。其家人夜走四五里叩门求方。适愚他出，长子荫潮为开活络效灵丹授之。煎服一剂即愈。盖拟得此方以来，十余年间，治愈心腹疼痛者不胜纪矣。

按语：乳香气香窜，味淡，善透窍、理气；没药气则淡薄，味则辛而微酸，善化瘀理血。二者皆微温，并用为宣通脏腑、活血通络之要药，用于诸多病证辨证属于气滞血瘀者。如心胃、胁腹、肢体、关节诸疼痛，女子行经腹疼、产后瘀血作疼、月事不以时下等。张锡纯强调乳香、没药最宜生用，若炒用则"流通之力顿减。"

常山解

常山性凉，味微苦，善消脾中之痰，为治疟疾要药疟疾皆系脾中多痰，凡久疟胁下有硬块名疟母者，皆系脾胀兼有痰也。少服则痰可徐消，若多服即可将脾中之痰吐出。为其多服即作呕吐，故诸家本草皆谓其有毒，医者用之治疟，亦因此不敢多用，遂至有效有不效。若欲用

[1] 林屋山人：即俞琬，字玉吾，自号林屋山人，宋吴县人。著《林屋山人集》。

之必效，当效古人一剂三服之法：用常山五六钱，煎汤一大盅，分五六次徐徐温饮下。即可不作呕吐，疟疾亦有八九可愈。

民纪六年，愚欲将《衷中参西录》初期付梓（指书稿雕版印行。梓，zǐ，刻板），时当仲夏，誊写真本，劳碌过度，兼受暑，遂至病疟。乃于不发疟之日清晨，用常山八钱，煎汤一大碗，徐徐温饮之，一次止饮一大口，饮至日夕而剂尽，心中分毫未觉难受，而疟亦遂愈。后遂变汤剂为丸剂，将常山轧细过罗，水泛为丸，桐子大，每服八分，一日之间自晨至暮服五次，共服药四钱，疟亦可愈。若病发时，热甚剧者，可用生石膏一两煎汤，初两次服药时，可用此汤送服。西人谓病疟者有疟虫，西药金鸡纳霜[1]，善除疟虫，故善治疟，常山想亦善除疟虫之药品欤？

　　按语：常山为治疗疟疾之要药，但服之易引起呕吐。为防止呕吐，张锡纯采用少量、频服的方法，使之纳入胃中不至吐出。这种服药方法对于呕吐患者及致呕作用药物的服用值得借鉴。

[1] 金鸡纳霜：即奎宁，茜草科植物金鸡纳树及其同属植物树皮中的主要生物碱。

山楂解

　　山楂味至酸、微甘，性平，皮赤，肉红黄，故善入血分为化瘀血之要药。能除疹癖癥瘕，女子月闭，产后瘀血作疼俗名见枕疼。为其味酸而微甘，能补助胃中酸汁，故能消化饮食积聚，以治肉积尤效。其化瘀之力，更能蠲除肠中瘀滞，下痢脓血，且兼入气分以开气瘀痰结，疗心腹疼痛。若以甘药佐之甘草、蔗糖之类，酸甘相合，有甲己化土之义，化瘀血而不伤新血，开郁气而不伤正气，其性尤和平也。

　　女子至期月信不来，用山楂两许煎汤，冲化红蔗糖七八钱服之即通，此方屡试屡效。若月信数月不通者，多服几次亦通下。

　　痢疾初得者，用山楂一两，红白蔗糖各五钱，好毛尖茶叶钱半，将山楂煎汤，冲糖与茶叶在盖碗中，浸片时，饮之即愈。

《本草纲目》"山楂"后载有两方：一方治肠风[1]下血，若用凉药、热药、补脾药俱不效者，独用于山楂为末，艾叶煎汤调下，应手即愈；一方治痘疹干黑危困者，用山楂为末，紫草煎酒调服一钱。按：此二方皆有效验，故附载之。

按语：山楂为活血化瘀之要药，用治癥癖癥瘕、女子月闭、产后瘀血作疼；消化饮食积聚，以治肉积尤效。张锡纯指出，山楂能蠲除肠中瘀滞，用于下痢脓血。以山楂一两，红白糖各五钱，毛尖茶叶钱半，治疗痢疾初得，疗效显著。

石榴解

石榴有酸甜二种，以酸者为石榴之正味，故入药必须酸者。其性微凉，能敛辑肝火，保合肺气，为治气虚不摄、肺劳喘嗽之要药。又为治肝虚风动，相火浮越之要药。若连皮捣烂煮汤饮之，又善治大便滑泻，小便不禁，久痢不止，女子崩带。以其皮中之液最涩，故有种种诸效也。

愚在籍时，最喜用酸石榴，及至奉天，欲用此物，恒遣人搜罗鲜果铺数十家，仅得一二枚，又恒有搜罗终日而一枚不得者。盖酸石榴必来自关里[2]，本地之石榴则无一酸者，此或土地攸关欤？抑或酸石榴之种未至东省欤？愚今言此，欲医界同仁若用石榴时，当自尝其果系酸者，而后可以之入药也。

[**附案**] 周姓叟，年近七旬，素有劳疾，且又有阿片嗜好。于季秋患温病，阳明腑热炽盛，脉象数而不实，喘而兼嗽，吐痰稠黏，投以白虎加人参汤以生山药代粳米，一剂大热已退，而喘嗽仍不愈，且气息微弱似不接续。其家属惶恐以为难愈，且谓如此光景难再进药。愚曰："此次无须用药，寻常服食之物即可治愈。"为疏方，用生怀山药两半，酸石榴自然汁六钱，甘蔗自然汁一两，生鸡子黄四个，先将山药煎取清汤一大碗，

[1] 肠风：以便血为主症的一类疾病。

[2] 关里：即关内。明清称山海关以西地区为"关内"。

再将余三味调入碗中，分三次温饮下，尽剂而愈。后屡用此方治愈多人，遂将其方登于《衷中参西录》，名之曰宁嗽定喘饮。

门生高如璧之父，曾向愚问治泄泻方，语以酸石榴连皮捣烂，煮服甚效。后岁值壬寅，霍乱盛行，有甫受其病泄泻者，彼与以服酸石榴方，泄泻止而病亦遂愈。盖霍乱之上吐下泻，原系肝木挟外感之毒克伐脾胃，乃当其病势犹未横恣，急以酸石榴敛戢肝木，使不至助邪为虐，致吐泻不已，则元气不漓[1]，自可以抗御毒菌，况酸石榴之味至酸，原有消除毒菌之力乎凡味至酸者，皆善消？古方治霍乱多用木瓜，取其酸能敛肝也，酸石榴之酸远胜木瓜，是以有效也。

邻村张氏妇，年过四旬，素患肺劳喘嗽，夜不安枕者已数年矣。无论服何药皆无效验。一晚偶食酸石榴，觉夜间喘嗽稍轻。从此每晚服之，其喘嗽日轻一日，连服过三月，竟脱然无累矣。

按语： 石榴其性微凉，能敛辑肝火，保肺气，为治气虚不摄、肺劳喘嗽之要药。又为治肝虚风动，相火浮越之要药。其皮中之液最涩，若连皮捣烂煮汤饮之，善治大便滑泻、小便不禁、久痢不止、女子崩带等。

石榴有甜、酸两种，张锡纯强调临床入药者，为酸石榴。切不可以甜石榴入药。因味酸，方有收敛作用。

龙眼肉解

龙眼肉味甘，气香，性平，液浓而润，为心脾要药。能滋生心血凡药之色赤液浓而甘者，皆能生血，兼能保合心气甘而且香者皆能助气，能滋补脾血味甘归脾，兼能强健脾胃气香能醒脾，故能治思虑过度，心脾两伤脾主思，过思则伤脾。或心虚怔忡，寝不成寐，或脾虚泄泻，或脾虚不能统血，致二便下血。为其味甘能培补脾土，即能有益肺金土生金。故又治肺虚劳嗽，痰中带血，食之甘香适口，以治小儿尤佳。

[**附案**] 一少年心中怔忡，夜不能寐，其脉弦硬

[1] 不漓：漓，浅薄。不漓，即不虚。

微数，知其心脾血液短也，俾购龙眼肉，饭甑蒸熟，随便当点心，食之至斤余，病遂除根。

一六七岁童子，大便下血，数月不愈，服药亦无效。亦俾蒸熟龙眼肉服之，约日服两许，服旬日痊愈。

一妇人年四十许，初因心中发热，气分不舒，医者投以清火理气之剂，遂泄泻不止。更延他医投以温补之剂，初服稍轻，久服则泻仍不止，一日夜四五次，迁延半载以为无药可医。后愚为诊视，脉虽濡弱而无弦数之象，知犹可治。但泻久身弱，虚汗淋漓，心中怔忡，饮食减少。踌躇再四，为拟方用龙眼肉、生山药、炒白术各一两，补脾兼补心肾，数剂泻止，而汗则加多。遂于方中加生龙骨、生牡蛎各六钱，两剂汗止，又变为漫肿。盖从前泻时小便短少，泻止后小便仍少，水气下无出路，故蒸为汗，汗止又为漫肿也，斯非利小便使水气下行不可。特其平素常觉腰际凉甚，利小便之药，凉者断不可服，遂去龙骨、牡蛎，加椒目三钱，连服十剂痊愈。

按语：张锡纯认为，龙眼肉味甘，气香，性平，为治疗心脾之要药。滋生心血、保合心气、强健脾胃。用于心虚怔忡、寝不成寐，或脾虚泄泻，或脾虚不能统血，致二便下血。因其味甘能培补脾土，即能有益肺金（土生金）。故又治肺虚劳嗽，痰中带血。因龙眼肉食之甘香适口，以治小儿尤佳。

柏子仁解

柏子仁味微甘、微辛，气香性平，多含油质。能补助心气，治心虚惊悸怔忡；能涵濡肝木，治肝气横恣胁疼；滋润肾水，治肾亏虚热上浮；虽含油质甚多，而性不湿腻，且气香味甘实能有益脾胃，《本经》谓其除风湿痹。胃之气化壮旺，由中四达而痹者自开也。其味甘而兼辛，又得秋金肃降之气，能入肺宁嗽定喘，导引肺气下行。统言之，和平纯粹之品，于五脏皆有补益，故《本经》谓安五脏也。宜去净皮，炒香用之，不宜去油。

徐灵胎曰："柏得天地坚刚之性以生，不与物变迁，经冬弥翠，故能宁心神，敛心气，而不为邪风游火所侵克也。"又曰："人之生理谓之仁，仁藏于心。物之生机在于实，故实亦谓之仁，凡草木之仁，皆能补心气，以类相应也。"

周伯度曰："柏为百木之长，叶独西指，是为金木相媾（gòu，结合），仁则色黄白而味甘辛，气清香有脂而燥，虽润不腻，故肝得之而风虚能去，脾得之而湿痹能通，肺得之而大肠虚秘能已。《金匮》竹皮大丸[1]，喘加柏实者，肺病亦肝病也。盖妇人乳中烦呕，是肝气之逆，逆则不下归肾而上冲肺，柏实得西指之气能降肺以戢肝，喘宁有不止者乎？此与他喘证不同，故用药亦异也。"

凡植物皆喜阳光，故树杪（miǎo，即树梢）皆向东南，柏树则独向西北不单西指，西北者金水合并之方也。且其实成于秋而采于冬，饱经霜露，得金水之气尤多。肝脏属木，中寄相火，性甚暴烈，《内经》名为将军之官，如骄将悍卒，必恩威并用而后能统驭之。柏子仁既禀金、水之气，水能滋木，如统师旅者之厚其饷也；金能镇木，如统师旅者之严其律也。滋之镇之，则肝木得其养兼得其平，将军之官安其职矣。《本经》谓柏实能安五脏，而实于肝脏尤宜也。曾治邻村毛姓少年，其肝脏素有伤损，左关脉独微弱，一日忽胁下作疼，俾单用柏子仁一两，煎汤服之立愈。观此，则柏子仁善于理肝可知矣。

按语：张锡纯认为，柏子仁补益五脏，尤其善于理肝气。《神农本草经》谓柏子仁安五脏。用时宜去净皮，炒香用之，不宜去油。现代中药学认为，柏子仁仅养心安神，润肠通便。

大枣解

大枣味甘、微辛，性温，其津液浓厚滑润，最能滋

[1] 竹皮大丸：由生竹茹二分、石膏二分、桂枝一分、甘草七分、白薇一分组成。

养血脉，润泽肌肉，强健脾胃，固肠止泻，调和百药，能缓猛药健悍之性，使不伤脾胃。是以十枣汤、葶苈大枣汤诸方用之。若与生姜并用，为调和营卫之妙品，是以桂枝汤、柴胡汤诸方用之。《本经》谓其能安中者，因其味至甘能守中也。又谓其能通九窍者，因其津液滑润且微有辛味，故兼有通利之能也。谓其补少气少津液者，为其味甘能益气，其津液浓厚滑润，又能补人身津液之不足也。虽为寻常食品，用之得当，能建奇功。

周伯度曰："生姜味辛、色黄，由阳明入卫；大枣味甘、色赤，由太阴入营。其能入营由于甘中有辛，惟能甘守之力多，得生姜乃不至过守；生姜辛通之力多，得大枣乃不至过通，二药并用所以为和营卫主剂。"

《本经》名之为大枣者，别于酸枣仁之小枣也。凡枣之酸者皆小，甘者皆大，而大枣又非一种，约以生食不脆，干食肉多，味极甘者为入药之品。若用为服食之物，而日日食之者，宜先用水将枣煮两三沸，迟一点钟将枣捞出此时尝其煮枣之水甚苦，故先宜将苦水煮出，再用饭甑上蒸熟。则其味甘美，其性和平，可以多服久服，不至生热。

[**附案**] 邑中友人赵厚庵，身体素羸弱，年届五旬，饮食减少，日益消瘦，询方于愚，俾日食熟大枣数十枚，当点心用之。后年余见面貌较前丰腴若干。自言："自闻方后，即日服大枣，至今未尝间断，饮食增于从前三分之一，是以身形较前强壮也。"

表叔高福亭先生，年过五旬，胃阳不足，又兼肝气郁结，因之饮食减少，时觉满闷，服药半载，毫无效验。适愚远游还里，见面谈及，俾用大枣六斤，生姜一斤，切片，同在饭甑蒸熟，臼[1]内捣如泥，加桂枝尖细末三两，炒熟麦面斤半，和匀捏成小饼，炉上炙干，随意当点心服，尽剂而愈。

按语：大枣味甘、微辛，性温，滋养气血，强健脾胃，调和百药，能缓猛药彪悍之性，使不伤脾胃，如十枣汤、葶苈大枣汤诸方。大枣与生姜并用，为调和营

［１］白：音 jiù。春米或捣物用的器具，多用石头或木头制成，中间凹下样子与盆相似。

卫之妙品，如桂枝汤、柴胡汤等。

大枣作为平常饮食之物，多服久服，有健脾补虚之功。大枣含糖较高，西医诊断为糖尿病者慎用。

胡桃解 亦名核桃

胡桃味微甘，气香，性温。多含油质，将油榨出，须臾即变黑色。为滋补肝肾、强健筋骨之要药，故善治腰疼腿疼、一切筋骨疼痛。为其能补肾，故能固齿牙，乌须发，治虚劳喘嗽，气不归元，下焦虚寒，小便频数，女子崩带诸证。其性又能消坚开瘀，治心腹疼痛，砂淋、石淋杜塞作疼，肾败不能溉水，小便不利。或误吞铜物，多食亦能消化试与铜钱同嚼，其钱即碎，能化铜可知。又善消疮疽及皮肤疥癣头上白秃，又能治疮毒深入骨髓，软弱不能步履。

果之有核，犹人之有骨，是以骨亦名骸，其偏旁皆从亥也。胡桃之核，较他核为最大，且其中之仁，又含有多脂而色黑，其善于补骨，更能补骨中之髓可知齿为骨之余，食酸龊齿者，嚼胡桃仁即愈，亦能补骨之实证。曾治一幼童，五龄犹不能行，身多疮疡，治愈复发，知其父素有梅毒，此系遗传性病在骨髓也。为疏方，每剂中用胡桃仁八钱，佐以金银花、白鲜皮、土茯苓、川贝母、玄参、甘草诸药，如此方少有加减，服药二十余剂，其疮皆愈，从此渐亦能行步矣。

古方治虚寒喘嗽，腰腿酸痛，用胡桃仁二十两烂研，补骨脂十两酒蒸为末，蜜调如饴，每晨酒服一大匙，不能饮者热水调服。汪讱庵[1]谓：补骨脂属火，入心包、命门，能补相火以通君火，暖丹田，壮元阳；胡桃属木，能通命门，利三焦，温肺润肠，补养气血，有木火相生之妙。愚常用之以治下焦虚寒之证，诚有奇效。

又前方加杜仲一斤，生姜炒蒜四两，同为丸，名青娥丸。治肾虚腰疼，而此方不但治肾虚腰疼也，以治虚寒腿疼亦极效验。曾治一媪，年过六旬，腿疼年余不

[1] 汪讱庵：即汪昂（1615—1695），字讱庵，编著有《素问灵枢类纂约注》《医方集解》《本草备要》《汤头歌诀》等。

愈，其脉两尺沉细，俾日服青娥丸，月余痊愈。若虚寒之甚者，可于方中加生硫黄三两，至硫黄生用之理，观三期八卷所载服生硫黄法自明。

按：胡桃仁形状，殊似人脑，其薄皮上有赤纹，又极似人之脑神经，故善补脑。常食令人不忘，盖精髓骨髓，本一气贯通，同属于肾，胡桃即善补肾强筋骨，其补脑也自属连带功能耳。

受业张方舆谨注

按语：胡桃味微甘，气香，性温，为滋补肝肾、强健筋骨之要药，故善治腰疼腿疼、筋骨疼痛；固齿牙、乌须发；治虚劳喘嗽、下焦虚寒、小便频数、女子崩带诸证。胡桃仁形状，殊似人脑，故又善补脑。

五味子解

五味子性温，五味俱备，酸咸居多。其酸也能敛肺，故《本经》谓主咳逆上气；其咸也能滋肾，故《本经》谓其强阴益男子精。其酸收之力，又能固摄下焦气化，治五更泄泻，梦遗失精及消渴小便频数，或饮一溲一，或饮一溲二。其至酸之味，又善入肝，肝开窍于目，故五味子能敛瞳子散大。然其酸收之力甚大，若咳逆上气挟有外感者，须与辛散之药同用若干姜、生姜、麻黄、细辛诸药，方能服后不至留邪。凡入煎剂宜捣碎，以其仁之味辛与皮之酸味相济，自不至酸敛过甚，服之作胀满也。

邹润安曰："《伤寒论》凡遇咳者，总加五味子、干姜，义甚深奥，经云'脾气散精，上归于肺'，是故咳虽肺病，而其源实主于脾，惟脾家所散上归之精不清，则肺家通调水道之令不肃，后人治咳但知润肺消痰，不知润肺则肺愈不清，消痰则转能伤脾，而痰之留于肺者究莫消也。干姜温脾肺是治咳之来路，来路清则咳之源绝矣；五味使肺气下归于肾是治咳之去路，去路清则气肃降矣。合两药而言，则为一开一阖，当开而阖是为关门逐盗，当阖而开则恐津液消亡，故小青龙汤及小柴胡汤、真武汤、四逆散之兼咳者皆用之，不嫌其表里无别也。"

按语：五味子味酸咸，具有收敛和补肾之功。用于敛肺、五更泻、梦遗、消渴小便频数、收敛瞳孔散大等；味咸可强阴补肾，用于肾虚。

萆薢解

萆薢味淡，性温，为其味淡而温，故能直趋膀胱，温补下焦气化，治小儿夜睡遗尿，或大人小便频数，致大便干燥。其温补之性，兼能涩精秘气，患淋证者禁用，三期四卷醒脾升陷汤后曾详论之。

按语：张锡纯认为，萆薢味淡，性温，具有收敛之功，为固摄下焦之要药，用于小儿遗尿、收涩精气等。他认为世医认为萆薢通淋利小便，是错误理解萆薢。

鸡内金解

鸡内金，鸡之脾胃也，其中原含有稀盐酸，故其味酸而性微温，中有瓷、石、铜、铁皆能消化，其善化瘀积可知。《内经》谓："诸湿肿满，皆属于脾。"盖脾中多回血管，原为通彻玲珑之体，是以居于中焦以升降气化，若有瘀积，气化不能升降，是以易致胀满。用鸡内金为脏器疗法，若再与白术等分并用，为消化瘀积之要药，更为健补脾胃之妙品，脾胃健壮，益能运化药力以消积也。且为鸡内金含有稀盐酸[1]，不但能消脾胃之积，无论脏腑何处有积，鸡内金皆能消之，是以男子疝癖、女子癥瘕，久久服之皆能治愈。又凡虚劳之证，其经络多瘀滞，加鸡内金于滋补药中，以化其经络之瘀滞而病始可愈。至以治室女月信一次未见者，尤为要药。盖以其能助归、芍以通经，又能助健补脾胃之药，多进饮食以生血也。

[**附案**] 沈阳城西龚庆龄，年三十岁，胃脘有硬

[1] 现代药理研究证实，人口服鸡内金后胃液分泌量、酸度及消化力均有增高，而非鸡内金含稀盐酸。

物杜塞，已数年矣。饮食减少，不能下行，来院求为诊治，其脉象沉而微弦，右部尤甚。为疏方，用鸡内金一两，生酒曲五钱，服数剂硬物全消。

奉天大东关史仲埙，年近四旬，在黑龙江充警察署长。为腹有积聚，久治不愈，还奉求为诊治。其积在左胁下，大径三寸，按之甚硬，时或作疼，呃逆气短，饮食减少，脉象沉弦。此乃肝积肥气之类。俾用生鸡内金三两，柴胡一两，共为末，每服一钱半，日服三次，旬余痊愈。

奉天海龙秦星垣，年三十余，胃中满闷，不能饮食，自觉贲门有物窒碍，屡经医治，分毫无效。脉象沉牢，为疏方：鸡内金六钱，白术、赭石各五钱，乳香、没药、丹参各四钱，生桃仁二钱，连服八剂痊愈。星垣喜，为登报声明。

奉天大东关宋氏女，年十九岁。自十七岁时，胃有瘀滞作疼，调治无效，寝至不能饮食。脉象沉而无力，右部尤甚。为疏方：鸡内金一两，生酒曲、党参各五钱，三棱、莪术、知母各三钱，樗（chū）鸡俗名红娘子十五个，服至八剂，大小二便皆下血，胃中豁然，其疼遂愈。

盐山龙潭庄许李氏妇，年近三旬，胃脘旧有停积数年不愈，渐大如拳甚硬，不能饮食。左脉弦细，右脉沉濡。为疏方：鸡内金八钱，生箭芪六钱，三棱、莪术、乳香、没药各三钱，当归、知母各四钱，连服二十余剂积全消。

友人毛仙阁治一孺子，自两三岁时腹即胀大，至五六岁益加剧，面目黄瘦，饮食减少，俗所谓大肚痞也。仙阁见拙拟期颐饼方后载，若减去芡实，可治小儿疳积痞胀，大人癥瘕积聚，遂用其方方系生鸡内金细末三两，白面半斤，白砂糖不拘多少，和作极薄小饼，烙至焦熟，俾作点心服之，月余痊愈。

愚之来奉也，奉天税捐局长齐自芸先生为之介绍也。时先生年已七旬，而精神矍铄，公余喜观医书，手不释卷。岁在戊午，天地新学社友人，将《医学衷中参西录》初期稿印行于奉天，先生见书奇赏之。适于局中书记之夫人患癥瘕证，数年不愈，寝至不能起床，向先生求方，先生简书中理冲汤方方载三期八卷与之。且按方后所注，若身体羸弱，脉象虚数者，去三棱、莪术，将方中鸡内金改用四钱，服至十余剂痊愈。先生遂购书若干，遍送友人，因联合同志建立达医院，延愚来奉矣。

按语：张锡纯运用鸡内金治疗癥瘕积聚，取得满意疗效。对于胃脘部癥瘕轻者，常配伍理气、健脾之品；对于癥瘕积聚日久，常配伍三棱、莪术等活血化瘀之品。对于虚劳之证，认为其经络多瘀滞，加鸡内金于滋补药中，以化其经络之瘀滞而病可愈。

穿山甲解

穿山甲味淡，性平，气腥而窜，其走窜之性无微不至，故能宣通脏腑，贯彻经络，透达关窍，凡血凝、血聚为病，皆能开之。以治疗疮，放胆用之，立见功效。并能治癥瘕积聚，周身麻痹，二便闭塞，心腹疼痛。若但知其长于治疮，而忘其他长，犹浅之乎视山甲也。

疗疮初起未成脓者，愚恒用山甲、皂刺各四钱，花粉、知母各六钱，乳香、没药各三钱，全蜈蚣三条，服之立消。以治横痃[1]鱼口便毒之类，亦极效验。其已有脓而红肿者，服之红肿即消，脓亦易出。至癥瘕积聚，疼痛麻痹，二便闭塞诸证，用药治不效者，皆可加山甲作向导。友人黄显楼谓，身上若有血箭（毛孔出血，射出如箭）证，或金伤出血不止者，敷以山甲末立止，屡次用之皆效，蛤粉炒透用，惟以之熬膏药用生者。

按语：穿山甲，气腥而窜，故能宣通脏腑，贯彻经络，透达关窍。善治疗疮、癥瘕积聚、周身麻痹、二便闭塞、心腹疼痛、乳汁不通等。另，对于横痃疗效显著。

[1] 横痃：又称便毒，是指各种性病的腹股沟淋巴结肿大。初期形如杏核，渐大如鹅卵，坚硬木痛，红肿灼热，或微热不红。穿溃后流脓液，不易收口，称为鱼口。一说生于左侧为鱼口，右侧为便毒。

蜈蚣解

蜈蚣味微辛，性微温，走窜之力最速。内而脏腑，外而经络，凡气血凝聚之处皆能开之。性有微毒，而转善解毒，凡一切疮疡诸毒皆能消之。其性尤善搜风，内治肝风萌动，癫痫、眩晕，抽掣、瘈疭，小儿脐风；外治经络中风，口眼歪斜，手足麻木。为其性能制蛇，故又治蛇症及蛇咬中毒。外敷治疮甲俗名鸡眼，为末敷之，以生南星末醋调敷四周，用时宜带头足，去之则力减，且其性原无大毒，故不妨全用也。

[**附案**] 一媪年六旬，其腿为狗咬破受风，周身抽掣，延一老医调治，服药十余日，抽掣愈甚。所用之药，每剂中皆有全蝎数钱，佐以祛风活血助气之药，大致顺适，而未用蜈蚣。因为疏方生黄芪六钱，当归四钱，羌活、独活、全蝎各二钱，全蜈蚣大者二条方载三期七卷，名逐风汤，煎服一剂，抽掣即止，又服一剂永不反复。

奉天小西边门外，烟卷公司司账陈秀山之幼子，年五岁，周身壮热，四肢拘挛，有抽掣之状，渴嗜饮水，大便干燥。知系外感之热，引动其肝经风火上冲脑部，致脑气筋妄行，失其主宰之常也。投以白虎汤，方中生石膏用一两，又加薄荷叶一钱，钩藤勾二钱，全蜈蚣二条，煎汤一盅，分两次温饮下，一剂而抽掣止，拘挛舒。遂去蜈蚣，又服一剂热亦退净。

奉天北陵旁那姓幼子，生月余，周身壮热抽掣，两日之间不食乳、不啼哭，奄奄一息，待时而已。忽闻其邻家艾姓向有幼子抽风，经愚治愈，遂抱之来院求治。知与前证仿佛，为其系婴孩，拟用前方将白虎汤减半，为其抽掣甚剧，薄荷叶、钩藤勾、蜈蚣其数仍旧，又加全蝎三个，煎药一盅，不分次数，徐徐温灌之，历十二小时，药灌已而抽掣愈，食乳知啼哭矣。翌日，又为疏散风清热镇肝之药，一剂痊愈。隔两日其同族又有三岁幼童，其病状与陈姓子相似，即治以陈姓子所服药，一剂而愈。

奉天小西关长发源胡同吴姓男孩，生逾百日，周身壮热，时作抽掣，然不甚剧，投以白虎汤，生石膏用六钱，又加薄荷叶一钱，蜈蚣一条，煎汤分三次灌下，尽剂而愈。此四证皆在暮春上旬，相隔数日之间，亦一时外感之气化有以使之然也。

一人年三十余，陡然口眼歪斜，其受病之边目不能瞬，用全蜈蚣二条为末，以防风五钱煎汤送服，三剂痊愈。

一小儿，生数日即抽绵风[1]，一日数次，两月不愈。为疏方，用乳香、没药各三钱，朱砂、全蝎各一钱，全蜈蚣大者二条，共为细末，每小儿哺乳时，用药分许，置其口中，乳汁送下，一日约服五六次，数日痊愈。后所余药，又治愈小儿如此证者三人。因将其方载于三期七卷名之曰定风丹。

按：蜈蚣之为物，节节有脑，乃物类之至异者，是以性能入脑，善理脑髓神经，使不失其所司，而痫痉之病自愈。诸家本草，多谓用时宜去头足，夫去其头，即去其脑矣，更何恃上入脑部以理脑髓神经乎？且其头足黄而且亮，饶有金色，原其光华外现之处，即其所恃以治病有效之处，是以愚凡用蜈蚣治病，而必用全蜈蚣也。有病噎膈者，服药无效，偶思饮酒，饮尽一壶而病愈。后视壶中有大蜈蚣一条，恍悟其病愈之由，不在酒实在酒中有蜈蚣也。盖噎膈之证，多因血瘀上脘，为有形之阻隔西人名胃癌，谓其处凸起，如山石之有岩也，蜈蚣善于开瘀，是以能愈。观于此，则治噎膈者，蜈蚣当为急需之品矣。为其事甚奇，故附记于此。

按语：蜈蚣味微辛，性微温，走窜之力最速。凡气血凝聚之处皆能开之。如可治疗癌肿。其性有微毒，故转善解毒，凡一切疮疡诸毒皆能消之。性尤善搜风，内治肝风萌动，如热极生风、癫痫、眩晕、抽掣、瘛疭、小儿脐风等；外治经络中风，口眼歪斜，手足麻木。性能制蛇，故又治蛇症及蛇咬中毒。外敷治疣甲（俗名鸡眼）。

蜈蚣入药，宜带头足，去之则作用减弱，故宜用全蜈蚣。

婴幼儿服用中药比较困难，张锡纯提示：首先，患儿服药不拘次数，只要将一天药量服完即可；其次，可在患儿哺乳中喂服中药。年轻的妈妈应注意。

水蛭解

水蛭味咸，色黑，气腐，性平。为其味咸，故善入血分；为其原为噬血之物，故善破血；为其气腐，其气味与瘀血相感召，不与新血相感召，故但破瘀血而不伤新血；且其色黑下趋，又善破冲任中之瘀。盖其破瘀血者乃此物之良能，非其性之猛烈也。《本经》谓主妇人无子，因无子者多系冲任瘀血，瘀血去自能有子也。特是其味咸为水味，色黑为水色，气腐为水气，纯系水之精华生成，故最宜生用，甚忌火炙。《衷中参西录》三期八卷理冲丸论水蛭尤详，宜参观。

凡食血之物，皆能破血。然他食血之物，皆以嘴食血，而水蛭以其身与他物紧贴，即能吮取他物之血，故其破瘀血之力独优也。至方书多谓必须炙用，不然则在人腹中能生殖若干水蛭，殊为无稽之谈。曾治邑城西傅家庄傅寿朋夫人，经血调和，竟不产育，细询之，少腹有癥瘕一块，遂单用水蛭一两，香油炙透为末，每服五分若入煎剂当用二钱，日再服，服完无效；后改用生者，如前服法，一两犹未服完，癥瘕全消，逾年（时间超过 1 年）即生男矣。此后屡用生者治愈多人，惟气血亏损者，宜用补助气血之药佐之。三期八卷理冲汤后，载有用水蛭治验之案，宜参观。

按语：水蛭味咸，色黑。其味咸，故善入血分，化瘀血，但破瘀血而不伤新血；又善破冲任中之瘀。治疗瘀血或癥积引起的不孕症，每取佳效。对于水蛭入药，张锡纯反复强调"最易生用，甚忌火炙"，临床使用应切记。

蝎子解

蝎子色青，味咸本无咸味，因皆腌以盐水，故咸，性微温，其腹有小黄点，两行之数皆八。夫青者木色，八者木数，原具厥阴风木之气化，故善入肝经，搜风发汗，治痉痫抽掣，中风口眼㖞斜，或周身麻痹，其性虽毒转善解毒，消除一切疮疡，为蜈蚣之伍药，其力相得益彰也。

按：此物所含之毒水即硫酸[1]也，其入药种种之效力，亦多赖此。中其毒螫者，敷以西药重曹（即碳酸氢钠）或碱，皆可解之，因此二者皆能制酸也。

[**附案**] 本村刘氏女，颔下起时毒甚肿硬，抚之微热。时愚甫弱冠，医学原未深造，投药两剂无甚效验。后或授一方，用壁上全蝎七个，焙焦为末，分两次用黄酒送下，服此方三日，其疮消无芥蒂。盖墙上所得之蝎子，未经盐水浸腌，其力浑全，故奏效尤捷也。

又邻庄张马村一壮年，中风半身麻木，无论服何药发汗，其半身分毫无汗。后得一方，用药房中蝎子二两，盐炒轧细，调红糖水中顿服之，其半身即出汗，麻木遂愈。然未免药力太过，非壮实之人不可轻用。

按语：蝎子色青，性微温。青者木色，具厥阴风木之气化，善入肝经，搜风发汗，治痉痫抽掣，中风口眼㖞斜，或周身麻痹，且善解毒，消除一切疮疡，配伍蜈蚣，其力相得益彰。

其"搜风发汗"，故能治愈中风半身不遂之无汗症。对于经络不通之无汗症，在辨证的基础上，均可加全蝎治疗。

蝉蜕解

蝉蜕无气味，性微凉，能发汗，善解外感风热，为温病初得之要药。又善托疹瘾外出，有以皮达皮之力，故又为治疹瘾要药。与蛇退并用，善治周身癞癣[2]瘙痒。若为末单服，又善治疮中生蛆，连服数次，其蛆自化。为其不饮食而时有小便，故又善利小便；为其为蝉之蜕，故又能脱目翳也。

[1] 毒水即硫酸：全蝎含蝎毒。蝎毒中含较复杂的毒性蛋白和非毒性蛋白，是一种类似蛇毒神经毒的蛋白质。粗毒中含多种蝎毒素，包括昆虫类神经毒素，甲壳类神经毒素，哺乳动物神经毒素，抗癫痫活性的多肽，镇痛活性多肽如蝎毒素Ⅲ，透明质酸酶。蝎毒呈酸性。

[2] 癞癣：泛指黄癣、白癣及其他癣疮。

按：蝉蜕之能发汗者，非仅以其皮以达皮也，如谓以皮达皮即能发汗，何以蛇退不能发汗。盖此物体质轻而且松，其肉多风眼，中含氢气，与空气中氧气化合，自能生水氢二氧一化合即成水，不待饮水而有小便[1]，是以古人用蚱蝉即蝉之身亦能表发，以其所含之氢气多也。其蜕之发汗，亦以其有氢气耳。

蝉于昼鸣夜静，故亦止小儿夜啼；蝉声清脆，又善医音哑。忆民国二十五年秋，余友姚君鹤泉供职于天津邮政总局，素日公务忙碌，偶为外感所袭，音哑月余，余为拟方，用净蝉蜕去足土二钱，滑石一两，麦冬四钱，胖大海五个，桑叶、薄荷叶各二钱，嘱其用水壶泡之代茶饮，一日音响，二日音清，三日痊愈。以后又用此方治愈多人，屡试屡验。

受业孙静明谨识

按语：蝉蜕原书作蝉退，无味，性微凉，能发汗，善解外感风热，为治疗温病初得之要药；又善托疹瘾外出，有以皮达皮之力，故又为治疹瘾要药。与蛇蜕并用，善治周身癞癣瘙痒。若为末单服，又善治疮中生蛆，连服数次，其蛆自化。因其不饮食而时有小便，故又善利小便；为蝉之蜕，故又能脱目翳也。蝉昼鸣夜静，故亦止小儿夜啼；蝉声清脆，又善医音哑。

羚羊角解

羚羊角天生木胎，具发表之力，其性又凉而解毒，为托表麻疹之妙药。疹之未出，或已出而速回者，皆可以此表之。即表之不出而毒气内陷者，服之亦可内消。为其性原属木，故又善入肝经以治肝火炽盛至生眼疾，及患吐衄者之妙药。所最异者，性善退热却不甚凉，虽过用之不致令人寒胃作泄泻，与他凉药不同。愚生平用此救人多矣，三期疹毒门、霍乱门，皆有重用羚羊角治愈之案可参观。至于犀角亦可治吐衄，表麻疹而此时真者极少，且其功效亦不如羚羊角也。五期二卷中载有羚羊角辨可参观。

[1] 蝉不饮水而小便，是其吸取植物汁液，并非其"中含氢气，与空气中氧气化合，自能生水"。

按语：羚羊角性凉而解毒，善清肝胆之火，兼清胃腑之热。其角天生木胎，性本条达，清凉之中，大具发表之力，其性又凉而解毒，为托表麻疹之妙药。张锡纯强调羚羊角虽善退热但不甚凉，即使过用亦不致令人胃寒作泄，这是其与其他寒凉药的不同之处。

血余炭解

血余者，发也，不煅则其质不化，故必煅为炭然后入药。其性能化瘀血、生新血，有似三七，故善治吐血、衄血。而常服之又可治劳瘵，因劳瘵之人，其血必虚而且瘀，故《金匮》谓之血痹虚劳。人之发，原人心血所生，服之能自还原化，有以人补人之妙，则血可不虚，而其化瘀之力，又善治血痹，是以久久服之，自能奏效。其性又能利小便《金匮》利小便之方，有膏发煎[1]，以人之小便半从血管渗出，血余能化瘀血、生新血，使血管流通故有斯效。其化瘀生新之力，又善治大便下血腥臭，肠中腐烂，及女子月信闭塞，不以时至。

[**附案**] 愚舅家表弟，年二十岁，大便下血，服药不愈，浸至下血腥臭，又浸至所下者杂以脂膜，且有似烂炙，医者诿谓不治。后愚往诊，视其脉数而无力，投以滋阴补虚、清热解毒之剂，煎汤送服血余炭一钱[2]，日服两次，旬日痊愈。至于单用之以治吐血、衄血，更屡次获效矣。

制血余炭法：用壮年剃下之发，碱水洗净，再用清水淘去碱味，晒干，用铁锅炮至发质皆化为膏，晾冷，轧细，过罗，其发质未尽化者，可再炮之。

按语：血余炭为头发锻炭后而入药，因发为血之余，故称血余炭。血余炭化瘀血、生新血，又能利小便，故善治吐血、衄血、闭经、小便不利等。

指甲解

指甲一名筋退，乃筋之余也，剪碎炮焦，研细用

[1] 膏发煎：即猪膏发煎，由猪膏半斤、乱发（如鸡子大）三枚组成。

[2] 此时加血余炭为治标之法。滋阴补虚、清热解毒之剂治本，血余炭化瘀止血治标。

[1] 磨翳药水：
即磨翳水。生炉甘
石一两，硼砂八
钱，胆矾二钱，薄
荷叶三钱，蝉蜕
（带全足，去翅
土）三钱。治目
翳遮睛。

之。其味微咸，具有开破之性，疮疡将破未破者，敷之可速破。内服能催生、下胎衣，鼻嗅之能止衄血，点眼上能消目翳。愚自制有磨翳药水[1]载三期八卷，目翳厚者，可加指甲末与诸药同研以点目翳，屡次奏效。

按语：指甲其味微咸，张锡纯认为其具有开破之性，对于疮疡将破未破者，敷之可速破；内服能催生、下胎衣，鼻嗅之能止衄血，点眼上能消目翳。其自制磨翳药水加指甲治疗目翳，屡试屡效。

医学衷中参西录第四期第五卷

阿斯必林　Aspirin　又作阿斯匹灵

阿斯必林为白色针状结晶，其纯系结晶而无粉末者佳。其原质为撒里矢尔酸[1]及硝酸化合，故其味甚酸，其性最善发汗、散风、除热及风热着于关节作疼痛；其发表之力又善表瘀疹[2]；其退热之力若少用之又可治虚劳灼热、肺病结核。

按：阿斯必林在西药中为晚出，而其功用最著。其性少用则凉，多用则热。温病初得用一瓦（约等于1g），白糖冲水送下，可得凉汗而解。若伤寒初得用瓦半，生姜、红糖煎汤送下，可得热汗而解。风热留于关节作疼痛者，先服一瓦或一瓦强，白糖水送下，令周身皆出汗后，则每服半瓦，不令出汗，日服三次，或三次中有一次微似有汗者亦佳。如此数日，其疼可愈。若其人身体虚弱者，可用生怀山药六七钱煮作茶汤送服。若脾胃虚弱者，可用健补脾胃之药煎汤送服。大抵皆疼之因热者宜之，而因寒者不宜也。至于善表瘀疹尤有奇效。曾治一幼女，温病旬余不愈，先用凉药清其热，热退仍烦躁不安，后与以阿斯必林，发出白瘀若干而愈。又曾治一少年，温病阳明腑实，脉虽有力而兼弦。投以白虎加人参汤，大热已退，精神转形骚扰，亦与以阿斯必林，遍身出疹而愈。至于初病用之发表而出瘀疹者，尤不胜纪也。至于虚劳发热脉数，屡用滋阴退热之药不效，可于服汤药后，少服阿斯必林一瓦可分四次服不令出汗，日服两次则发热与脉数必易愈。又治肺结核证，可用阿斯必林、朱砂等分，粉甘草细末与前二药相并之分量，同水和为丸，桐子大，每服十丸，或多至十二三丸，日服三次。

受业孙静明按：民国廿四年冬，内子偶感风寒，遍体痛疼异常，且其痛无定处。余以诸活血散风药与之不效，后服阿斯必林一片，随将寿师（已故先师）之活络效灵丹服下，霍然痊愈。

按语：阿斯必林即阿司匹林，是一种历史悠久的解热镇痛药，具有解热镇痛、消炎、抗风湿等作用，用于治疗感冒、发热、头痛、牙痛、关节痛、风湿病等。

[1] 撒里矢尔酸：根据其中文音译分析，应指水杨酸。

[2] 疹与瘀属一类病，为肺胃蕴热发于肌表所致，但亦有区别：瘀子点密而较细，疹子点稀而较粗；瘀子多为先天之毒，疹子多为后天之毒。若其透发不畅，而致邪毒内陷者，最为危候，故以阿司匹林发表之力使之透发于外。

现代研究发现，阿司匹林还能抑制血小板聚集，为其增加了新的用途，用于预防和治疗缺血性心脏病、心绞痛、脑血栓形成等。英国科学家研究发现，每天服用1片阿司匹林能降低癌症死亡及扩散风险。由于解热镇痛药普遍具有对胃部的刺激作用，长期应用将增加消化性溃疡的风险，故此进行了剂型改革，开发为阿司匹林肠溶片，为临床广泛应用。

安知必林　Antipyrinum　省作安比，又作安替派林

　　安知必林为白色无臭结晶性之粉末，或为光泽如肪脂之白色小叶状结晶。味微苦，此药由煤淄用化法而得，为其解热最有功效，故亦名解火冰。凡肺劳发热、阴虚发热、外感寒温发热、疹瘰发热、间歇热、再归热，皆能治之。又能镇急性关节偻麻质斯[1]，镇疼镇痉、愈偏正头疼及气管炎、肋膜炎[2]、溺道炎[3]一切热证。然治外感之热，仍宜与中药石膏、知母诸药并。用治内伤之热，仍宜与中药地黄、玄参诸药并用。西药治其标，中药治其本，标本并治，奏效必速也。每日用数回，每回之量〇·五，多可至一·〇，小儿斟酌少用，外用可为皮下注射剂及灌肠剂。

　　治热性诸病关节偻麻质斯及神经痛：安知必林三·〇，桂皮舍利别（即糖浆）二〇·〇，水五〇·〇，右混和视病之轻重，或日服三回，为二日之量，或日服六回，为一日之量。

　　治加答儿（即炎症）性肺炎之高度发热：安知必林二·〇，单含二〇·〇，溜水一〇〇·〇，右调和，每三句钟服一食匙。

　　按：安知必林具有发表之性，人服之，间有发疹者，然非若时气之疹，药力歇后即消。为其具有发表之性，服之亦能出汗，而其祛风之力究不如阿斯必林，故其治关节偻麻质斯逊于阿斯必林，而其镇痛之力胜于阿斯必林。

　　按语：安知必林又名安替匹林，其解热镇痛作用

[1] 偻麻质斯：即风湿症，其症状为周身疼痛。

[2] 肋膜炎：又称胸膜炎，是致病因素（通常为病毒或细菌）刺激胸膜所致的胸膜炎症。

[3] 溺道炎：即尿道炎。溺，同尿。

缓慢而持久，强度同阿司匹林，镇痛作用较弱。由于毒性大，有引起皮疹、粒细胞减少、发绀、虚脱的可能，故不单独使用，多与其他解热镇痛药制成复方制剂应用，其片剂已淘汰。

别腊蜜童　Pylamidonum

本品为白色微细之结晶，系奇美企儿亚米度及安考必林相合制出。其功用同于安知必林，而非常峻烈。其解热之力较强于安知必林三倍，且其力持续甚久，为解热之妙药。对于肠窒扶斯[1]之热，尤有佳良之效。果能使全身热状轻减，睡眠安静，神识明瞭。并治一切脏腑炎证，皆有确实之效验。又为镇痛要药，凡头、筋骨痛酸，兼神经痛、坐骨神经痛、三叉神经痛等，皆能治之。其用量每次〇·二至〇·五。

治肠窒扶斯：别蜡蜜童一·二，分为十二包，每两时[2]服一包。

按语：别腊蜜童又名匹拉米董，学名为二甲氨基安替比林，由氨基安替比林经催化氢化而得，解热镇痛作用较强，缓慢而持久，消炎抗风湿作用与阿司匹林相似。对血液、心或肾，有害反应较小。用治伤寒、肺炎、丹毒、高温结核病及喘息等症，张锡纯称其为"解热之要药"。

安知歇貌林　Antife Brinum　省文歇貌林，又作阿司炭尼利

安知歇貌林为无色无臭之菱角板状及小叶状结晶，微含烧味。其原质为有机酸与亚尼林之化合。为解热之要药，是以有退热冰之名。实验其退热之力，较安知必林强四倍，服后能使人之温度降下三度，脉搏亦减少。治急性关节偻麻质斯、神经疼、偏正头疼、女子月经疼。外用于创伤，疗法为撒布药，制止其化脓。用量每次〇·二五至〇·五。

治肺劳发热：安知歇貌林〇·〇五至〇·〇一，白糖〇·三，混和一次服，三时服一次。

治肠窒扶斯（寒温发热时）：安知歇貌林〇·二五，白糖〇·五，混和一次服，一日服四次。

按：安知歇貌林退热之力最优，而稍有发表之性。曾治一五六岁幼女，外感灼热，苦于服药，强灌之则呕吐，遂与以安知歇貌林十分瓦之三，和以乳糖，为一日之量，俾分三次服下。因甚忙碌不暇为之分包，切嘱其到家自分。

之后竟忽愚所嘱，分作两次服下，其周身陡然尽凉，指甲嘴唇皆现青色，其父急来询问。愚曰：此无恐，须臾日即愈矣。果其父回视安然已愈。愚于斯自咎不慎，后凡以西药与入，俾作几次服者，必定分作几包。

又治一三岁幼童，因失乳羸弱发热，后又薄受外感，其热益甚。为近在此邻，先与以安知歇貌林十分瓦之一弱[1]，俾和以白糖一次服下。至一点钟许，周身微似有汗，其热顿解，迟半日其热又作，又与以前药，服后仍如旧。翌日又与以安知歇貌林十分瓦之一弱，仍和白糖服下，迨微汗热退后，急用生怀地黄一两，煎汤一大钟（杯子），俾分两次温服下，其热从此不再反复。盖此证有外感之实热，兼有内伤之虚热，以安知歇貌林退其实热，即以生地黄退其虚热，是以病能痊愈也。或疑西药恐有难与中药并用之处，此原近理，而愚恒中西药并用者，因确知其药之原质及其药之功用，而后敢放胆并用也。

按语：安知歇貌林又名乙醯苯胺，有止痛与退热的功能，与对乙酰氨基酚（醋氨酚，扑热息痛）属同一类药物。由于发现其毒性多，损害肝肾，基本上已被毒性较低的药物取代。

弗那摄精　Phenacetinum

本品为无色有光泽小叶形结晶，系巴拉尼笃罗弗诺儿与那笃伦卤液制成。其功用类似安知歇貌林，而性较

[1] 弱：即不够，差点儿；与"强"相对，如"三分之一弱"。

和平，在有机性新药中能保其地位者也。其解热、镇痉、镇痛之效，无一不与安知歇貌林同。服其〇·二五已能减热，服其〇·四至〇·六即大能解热，无不快之副作用。然于虚热之肺劳家，宜斟酌慎用，恐因出汗致虚脱形状。

按语：弗那摄精又名非那西丁，解热镇痛药，用于治疗发热头痛、神经痛等。张锡纯认为其"功用类似安知歇貌林，而性较和平"，可"解热、镇痉、镇痛"，但张锡纯也认识到了该药不宜使用的地方，即"虚热之肺劳家，宜斟酌慎用，恐因出汗致虚脱形状"。

现代研究：其解热作用强于镇痛作用。药效强度与阿司匹林相当，作用徐缓而持久，毒性较低。本品及其代谢产物对乙酰氨基酚均有解热作用。其轻度镇痛作用，一般能维持 3~4 小时；与水杨酸类合用的协同作用，使镇痛效果增强。

撒里矢尔酸那笃偪谟 Natrium Salicylicum 省文撒曹，又作纳柳矾

本品为白色无臭鳞屑状结晶，或结晶性粉末。味甘咸而稍带辛辣，其原质存于杨柳外皮中，后又可用焪酸钠化炭氧强沿三者化合而得。性凉而散，善治急性偻麻质斯，退热消炎，镇神经疼、偏头疼，又善治糖尿证，即消渴，外用敷癞疮及肤瘙痒。

治急性气管炎、新伤风咳嗽：柳酸（水杨酸）一·〇，白糖一·〇，混和为一包，临卧时作一次服。

治糖尿病：柳酸、臭曹、重曹各一五·〇，混合分作十三包，每次服一包，日三次。

按语：撒里矢尔酸那笃偪谟今名水杨酸钠，别名柳酸钠、撒曹、杨曹，主要用于活动性风湿病、类风湿关节炎，以及急、慢性痛风等。与双香豆素类抗凝药、甲磺丁脲类降血糖药合用，可提高它们的血中游离浓度，增强其毒性。与阿司匹林相似，唯胃肠道刺激性较大，

加用等量碳酸钙可减轻之，水杨酸反应较重。治疗痛风时，可与等量碳酸氢钠同服，使尿呈碱性，防止尿酸在肾小管中沉积。肝功能不全及溃疡病患者忌用。张锡纯认为，其"性凉而散，善治急性偻麻质斯，退热消炎，镇神经疼、偏头疼，又善治糖尿证，即消渴，外用敷癞疮及肤瘙痒"。又可用于治疗急性气管炎、新伤风咳嗽等。

撒鲁儿　Salolum　又作撒娄

本品为白色结晶，形如砂粒或粉末。每百分中有柳酸六十分，石碳酸四十分。尝之无味，臭之微香，为解热之品。用于关节偻麻质斯及赤痢虎列拉[1]，皆有效力。又具有防腐之力，治膀胱加答儿及淋浊。外用治溃疡，为撒布药。又可为喉舌诸病含漱药，其用量每次〇·五至一·〇。

按：撒鲁儿治淋之效力，不如骨湃波，而清热之力过之。淋证初得，多含有热性，治以骨湃波，佐以撒鲁儿最为得宜。

按语：撒鲁儿又名萨罗。今名水杨酸苯酯，由水杨酸制取，用于制造塑料和防晒油，医学上用于镇痛和退热。本品为白色结晶，形如砂粒或粉末。张锡纯认为其为"解热之品"。可用于风湿性关节炎及霍乱，又具有防腐之力，治膀胱炎及淋浊。外用可作为咽喉部炎症的含漱药。

[1] 虎列拉：急性传染病霍乱的旧称，亦简称虎疫。

规尼涅　Chininum hydiochloiicum　即金鸡纳霜

本品其原质存于规那树皮中。其树产于南美及非洲，用其皮制为霜，有再制以盐酸者，名盐酸规尼涅，省文曰盐规，为光泽白色细针状结晶。有再制以硫酸者，名硫酸规尼涅，省文曰硫条，状似粉末，微有光泽。味皆极苦，皆善退热二种盐规较优。对于间歇之热尤宜。故为治疟疾之特效药。又能增长胃液，多进饮食，能增大红血球，使血脉充足，故又为健胃养血要药。其退热之力，对于肺炎及肠窒扶斯之热，亦能奏效。虽为退热之药，实为补益之品。其用量自〇·五至一·〇。

治慢性贫血：盐规一·〇，硫酸〇·五，单含三〇·〇，馏水（即蒸馏水）一七〇·〇，混合为一日之量，分四次服。

按：规尼涅西人谓治肠窒扶斯之热。然愚曾治一童子，温而兼疟，东医屡治以规尼涅不效。后愚用白虎汤清温病之热，而间歇热仍在，继用盐规一瓦半，于热未发之前十句钟作两次服下，间歇之热亦愈。由斯见规尼涅治寒温之热，远逊于生石膏也。且自此病治愈后，因悟得规尼涅原可为治疟疾良药，而恒有屡次服之不愈者，其人不必兼有温病之热，亦恒先有伏气化热。若在夏秋之交，又恒有暑气之热留中，但恃屡用规尼涅以退其热，药力原有不足之处。是以愚凡治疟，遇脉象洪实者，必先重用生石膏清之，而后治以规尼涅，无不愈者。近治友人陈丽生君，初秋病疟。丽生原知医，自觉热盛，用生石膏二两煎汤，以清其热，至发疟之日，于清晨又服规尼涅一瓦弱。其日疟仍发，且疟过之后，仍觉心中发热，口苦舌干，大便干燥，小便短赤，因求愚为诊治。其脉象左右皆弦，原是疟之正脉，惟其右部弦而且长，按之甚硬。而其阳明郁有实热，因自言昨日服生石膏二两心中分毫未觉凉，且大便仍然干燥，小便仍然短赤者何也？答曰：石膏微寒，《本经》原载有明文，兄之脉火热甚实，以微寒之石膏仅用二两以清之，其何能有济乎！今欲治此疟，宜急用生石膏细末一斤，煎汤两大碗，分多次徐徐温饮之，觉火退时即停饮，不必尽剂，翌晨再服规尼涅如旧量，疟即愈矣。丽生果如法服之，其疟遂愈。所煮石膏汤已尽量饮尽，大便并未滑泻，然此特蓄热之甚重者也。若其轻者，于服规尼涅之前，先用生石膏一二两煮水饮之，则所蓄之热可清，再服规尼涅以治其疟自易愈也。

按语：规尼涅又名奎宁，为茜草科植物金鸡纳树及其同属植物树皮中的主要生物碱，是一种抗疟药，用于治疗耐氯喹虫株所致的恶性疟，也可用于治疗间日疟，但愈后容易复发，且副作用不少，主要为耳鸣、重听、头昏、恶心、呕吐等，统称金鸡纳反应。

乌罗特罗宾 Urotropinum

本品为白色结晶性之粉末，无臭气味，初甘后略苦，系铔化与袱毛地海相合制成。有利尿、溶解尿酸及防腐之效。善治膀胱炎、肾盂炎，为散剂，或和于曹达水[1]即水中少加曹达而用之，若寒温之热在半表半里，宜同规尼涅用之。其用量一日三次，每次〇·五至一·〇。

[1] 曹达水：即苏打水，碳酸氢钠的水溶液。

按语：乌罗特罗宾又名乌洛托品，化学名六次甲基四胺，本身抗菌作用不强，但进入体内后，在尿液偏酸性（pH 约为 6.5）的条件下，可水解为马尿酸和甲醛。甲醛能使病原体蛋白质变性而发挥非特异性抗菌作用，马尿酸可维持尿液的酸性并促进甲醛的释放。本品为下泌尿道感染的预防用药，适用于泌尿道术后及膀胱镜检查后留置导尿管者。由于目前掌握的资料并不全面，故对张锡纯应用其治疗"膀胱炎、肾盂炎"等病的机制尚需进一步探讨。

现代认为该药对皮肤有刺激性，加热易升华并分解，易燃，易溶于水，难溶于乙醚、芳香烃等。广泛用于国防、医药、橡胶、塑料化工、食品等工业。现在多作为一种化工原料。

盐酸 Acidum Hydrochoricum 又作盐强酸

本品为格鲁儿水素瓦斯之水溶液，系澄明无色之液。在火气中则发白雾，热之则全行发挥。若用盐酸一分，释以馏水二分，为处方常用之盐酸，药房名为稀盐酸，若用时仍须以馏水释之，能制胃中异常发酵，夏月下利及一切发热之证。此属剧烈之品，贮藏宜密。

治急性胃加答儿：稀盐酸一·五，馏水一八〇·〇，皮舍二〇·〇，调和，每食后服一食匙。

按语：盐酸为一种常见的化学品，也是胃液的一种成分。它能使胃液保持最适合的 pH 以激活胃蛋白酶，还能杀死随食物进入胃中的细菌。此外，盐酸进入小肠后，可促进胰液、肠液的分泌，以及胆汁的分泌和排放；酸性环境还有助于小肠内铁和钙的吸收。在日常生活上，我们有时也用到它，例如缺乏胃酸，消化不良，医生就给我们一定量的稀盐酸以补胃酸的不足。故张锡纯使用盐酸配合其他药物来使用，治疗胃中异常发酵、夏月下利，以及一切发热之证、急性胃炎等，有一定合理性。

现在盐酸是重要的无机化工原料，广泛用于印染、医药、食品、皮革、冶金等行业。随着有机合成工业的发展，盐酸的用途更广泛。如用于水解淀粉制葡萄糖，用于制造盐酸奎宁等多种有机药剂的盐酸盐等。

盐酸歇鲁茵 Heroinum Hydrochloricum 又作嚇啰印

盐酸歇鲁茵为白色结晶性粉末，微有苦味。系用莫儿比涅与盐化亚舍知尔加热而制。为歇鲁茵又以歇鲁茵溶解于盐酸而得之，常为莫儿比涅及古堃乙涅之代用品。于气管支加答儿，为镇制咳嗽刺激之用。于肺劳者之咳嗽尤有良效。惟不可配合于重碳酸那笃馏谟及亚尔加里性药质同服。此属剧烈之药，宜用暗色瓶贮藏，其用量〇·〇〇一至〇·〇〇三。

治气管支喘息：安知必林〇·五，盐酸歇鲁茵〇·〇〇五至〇·〇一，乳糖〇·三，共研，发作时作一次服。

治急性胃加答儿疼痛时用之：盐酸歇鲁茵〇·〇五，盐水一〇·〇，调为皮下注射料，用半筒至一筒。

按语：盐酸歇鲁茵源于鸦片，是吗啡二乙酰的衍生物，其化学名为二乙酰吗啡，又名盐酸海洛因，其发明最初用作强效止痛药，更曾用作儿童止咳药，后来发现该药在肝中会转化成吗啡，令人成瘾。目前，该药已经由药品转变为了毒品，全世界范围内都在禁止。

旃那叶　Folia Sennae　旧译作辛那、森那，俗名泻叶

旃那叶状如小淡竹叶，淡绿微带黄色，无臭无味，产于印度伊及等处之次明科。其性能增进大肠之蠕动，又能增添胆汁胆汁注于肠者多则大便易通。所以善通大便燥结，为缓下之品，实无猛烈之性，不至伤人气分。兼治女子月闭。若煎服浸服煎之一沸即可，浸之宜用盖碗浸饮两次，其用量自二·〇多至三·〇，为末服之自一·〇多至二·〇。

治大便秘：旃那浸二〇·〇一五〇·〇，硫苦三〇·〇，覆盆子舍二〇·〇，右调和，每二时服一食匙。

按语：旃那叶又名番泻叶，为豆科植物狭叶番泻或尖叶番泻的小叶。本品为刺激性泻药，通过肠黏膜和神经丛刺激肠蠕动，一般几个小时内生效。属于猛药，建议尽量少用。现代药理研究发现，番泻叶具有很强的泻下、止血、抑菌等作用。可见张锡纯运用旃那叶治疗大便燥结、女子月闭有一定合理性。

篦麻子油　Oleum Ricini　省文作篦麻油，亦作篦麻子油

篦麻子油为大戟科植物种子之脂肪，乃极浓厚之液，晶莹透彻，近于无色有微带黄色者。味微辛，其油不为肠壁所吸收，且滑能去着，味辛又善开通，故肠中之凝皆可随之而下，为通肠结之要药，兼治赤痢及肠急性加答儿疼肿，用量每服一五·〇，多至三〇·〇，用开水一钟将油浮其上饮之。

治赤痢及肠性加答儿：篦麻油一五·〇至二〇·〇，薄荷油一滴，作一次服。

按：篦麻子在中药原为剧烈之品，壮人止（仅，

只）服五粒，若服过五粒即可吐泻交作，而西人制为油，其性转平和。闻西人制此油时，屡次将其浮头之沫取出，想其剧烈之性皆在于沫，去其沫即所以去其毒也。愚治多日大便不通遍服他药皆不效者，恒重用箆麻子油八钱，服后并不觉瞑眩[1]，大便遂即通行，又不至伤人气分，其性甚和平可知。惟胃气不降者胃气以息息下降为顺，服后间有恶心之时，若欲防其恶心作呕吐，可用生赭石细末三钱与箆麻子油并服，既可止呕吐，而其通便之力亦愈大。若不欲服生赭石末者，可用生赭石细末一两，煎汤一大钟，将箆麻子油调其中服之。然既用赭石，箆麻油分量亦宜斟酌少用。

[1] 瞑眩：本来是指头昏目眩、眼睛睁不开的症状，但古书往往把瞑眩和药物反应联系起来，即服药后出现恶心、头眩、胸闷等反应，称为瞑眩。

按语：蓖麻子油为大戟科植物蓖麻（*Ricinus communis* L.）的成熟种子经榨取并精制得到的脂肪油，是药用泻剂，能润肠通便，用于肠燥便秘。张锡纯认为其为通肠结之要药。曾用来当做引产餐，后来发现产前服用蓖麻油及其制品可能在产妇生产时引起强烈的宫缩，造成大出血等症状危及产妇性命。2005 年版《中华人民共和国药典》就已经规定，蓖麻油为产妇忌服药品。

硫苦　Magnesium Sulfurium　又名镁硫强矾，又作镁磺氧

硫苦为无色棱柱状或细针状之结晶，味苦、微咸、微辛，用朴硝[2]同硫酸制出，故俗名洋朴硝。为下药中清凉之品，不但泻有形之积，并能泻血液肠管中诸火热。善治大便闭结、小便砂淋、急性胃加答儿、肠炎、肾炎、女子子宫炎、热性痢疾、脚气，又善泻三焦水道之水。因其性寒有降下之力，兼有助肠蠕动之能，故有种种诸效也。其用量自一〇·〇至三〇·〇，若接触于干燥大气，即稍稍风化，宜密封贮之。

[2] 朴硝：即硫酸钠，十水合硫酸钠又名芒硝，无水硫酸钠称为元明粉。

治热性赤痢：硫苦二〇·〇，苦丁用陈皮、龙胆各五分，豆蔻三分所浸之酒二·〇，馏水二〇〇·〇，混和，一日三次，二日分服。

治脚气：硫苦二〇·〇，稀盐酸一·〇，馏水二

○○・○，混和，一日三次，二日分服。

治砂淋：硫苦一○・○，火硝（即硝酸钾）一○・○，混和，分三次服，为一日之量。

按：硫苦为西医最常用之药，且其服法恒一刻钟服少许，使药力接续不断，其效尤易。

按语：*硫苦又名硫酸镁，为无色棱柱状或细针状之结晶，味苦、微咸、微辛，是医疗上口服泻药，可用于治疗便秘、肠内异常发酵，并能刺激十二指肠黏膜，反射性引起总胆管括约肌松弛、胆囊收缩，从而促进胆囊排空，有利胆之功效。服用方法：每次将5～20g硫酸镁溶于100～400ml温开水中，清晨一次口服。*

张锡纯认为，硫苦在药理上属于泻下药中清凉之品，不但泻有形之积，并能泻血液肠管中诸火热。善治大便闭结、小便砂淋、急性胃炎、肠炎、肾炎、女子子宫炎、热性痢疾、脚气，又善泻三焦水道之水。

甘汞 Hydrargyrum Chloratum 名亚格鲁儿汞，又名水银粉（Calomelas），即加路宋

甘汞其制法种种不同，有以四分升汞与三分水银制成者，有以硫酸酸化水银三分，水银、食盐各一分制成者。为白色微带黄色之重粉末，在大气中不变化，酒精及依的儿皆可能溶解之。若着于黏膜及溃疡而呈腐蚀作用，以少量续内服，则现水银之固有作用而流涎。多服可通大便，少服亦可通小便。又善消除霍乱西人名虎列拉毒菌及梅毒入骨、遗传性梅毒。能制肠胃之发酵，故善治赤痢初起，小儿夏月下痢用之尤宜也。惟不宜与貌罗谟化合物、沃度化合物、含青酸之药物等同服。

治虎列拉：甘汞○・二，乳糖○・三，混和，为一包，每二十分钟服一包。

治脑充血：甘汞○・五，乳糖○・五，作一次服。

治赤痢：甘汞○・五，乳糖三・○，共分为四包，先服一包，与篦麻子油二○・○同服，然后每三时单服甘汞一包。

治遗传性梅毒：甘汞二·〇，白糖一〇·〇，分十五包，朝夕各服一包。

按语：甘汞是一种不多见的卤化物矿物，也叫氯化亚汞，为白色微带黄色之重粉末，辛、苦，有毒。可作为杀虫剂或杀菌剂，过去古人曾用它作过泻药。

食盐　Natrium Chloratun

食盐即格鲁儿加馏谟，非海中所出之盐，火硝中所出之盐也。其咸亚于海盐，为硝之性善消善通，故食盐亦具通消之性，内服可促胃液分泌，并白布圣之析出，以助淀粉性及蛋白性食物之消化。外用为注射料，可愈霍乱。当血脉闭塞之时以之注射于血管，其咸也能益血血味咸，兼能除菌凡毒物淹咸则毒减，而其流行性，又能通血脉之闭也。又用为灌肠料，可通燥结。以其通消之性，既能开结，而其咸寒之性，又能软坚润燥也。

按语：食盐在中药上归胃、肾、肺、肝、大肠、小肠经，主要具有涌吐、清火、凉血、解毒、软坚、杀虫、止痒等功效。主要治疗食停上脘、心腹胀病、二便不通、齿龈出血、喉痛、牙痛、目翳、疮疡、毒虫螫伤等。

抱水格鲁拉尔　Chloralum Hydratum　又名绿养冰，又名作哥拉

抱水系亚舍答儿亚尔垤非笃三格鲁儿之化合物，为无色透明菱角系之结晶，味微苦，有窜透性之臭气，为催眠药之最有力者。其性能麻痹脑筋，故能制止痫疯及诸般抽掣痉挛诸证。属剧烈之药，感触日光则呈酸性反应，在温处亦稍挥散，宜避日光在冷处贮藏。有心脏疾患者不可多用，一次之极量[1]为二·〇，一日之极量为六·〇。

治小儿急惊风：抱水一·〇，作一次服。

按：抱水治痫风，实强制其脑筋，不使妄行，药力

歇后仍然反复。愚治痫风恒用抱水与臭剥、臭素、安母纽谟各一瓦，共研，分一次服，为一日之量，强制痫风不发。又每兼服中药，以除病根，愈者甚多，其法详于赭石条下。

按语：抱水格鲁拉尔又名水合氯醛，化学名：2，2，2-三氯-1，1-乙二醇，是一种具有刺鼻的辛辣气味、味微苦的无色透明结晶固体，有毒。本品为催眠药、抗惊厥药，消化道或直肠给药均能迅速吸收，适用于治疗失眠，以及麻醉前、手术前和睡眠脑电图检查前用药。还可抗惊厥，用于癫痫持续状态的治疗。

貌罗谟加僧谟　Kalium Bromatum　一名臭素加里，省文臭剥

貌罗谟安母纽谟　Ammonium Bromatum　一名臭素安母纽谟，省文臭铔

貌罗谟那笃僧谟　Natrium Bromatum　一名臭素那笃僧谟，省文臭曹

貌罗谟加僧谟其原质为盐基，系貌罗与加僧谟相合制成，为光泽白色之结晶性骰子形，味咸而兼辛，乃麻醉镇痉、镇疼药也。在神经系统能呈镇静作用，故神经性诸病及癫痫病之特效药。至神经不眠、酒客谵妄、妊妇呕吐、产妇急痫、小儿急惊、痉挛蹈舞、遗精等证用之皆有效。然多用、长用，则伤胃肠，损记忆知觉，并黏膜肿，皮肤起疹。此为平和之品，寻常服量自一·〇至二·〇；若治痫疯初起，日服五·〇，至三周可渐增至一日一〇·〇。

臭素安母纽谟为无色结晶或白色结晶性之粉末，味同臭剥。臭素那笃僧谟为白色结晶性之粉末。貌罗谟安母纽谟与貌罗谟那笃僧谟二药之主治与用量，大概与臭剥相同，以其皆为盐基之药也。因制法不同，其性亦微有异。那笃僧谟不甚损人记忆知觉，伤胃则甚于臭剥。至安母纽谟则鲜害胃肠，故宜为臭剥、那笃僧谟之伍

药，医者处方恒三者等分用之。

按：此三种药，统名貌罗谟亚尔加里盐，性原相似，而实以臭剥为主。愚恒单用之，功效颇著，以治梦遗不眠，可于临睡时服一瓦半。以镇诸疼可服两瓦，以治破伤后剧疼可服三瓦，使伤处麻痹其疼立止。若用其渐渐加多，以治痫疯之法，亦恒有效。然愚治痫疯，恒以西药治其标，中药治其本，则奏效尤速。至于治剧甚之呕吐，愚常用臭剥两瓦，再用赭石[1]细末煎汤送之，较单用臭剥者更效验。

按语：貌罗谟加僧谟即溴化钾；貌罗谟安母纽谟即溴化铵；貌罗谟那笃僧谟即溴化钠。此3种药物作用近似，均通过溴离子起作用。溴离子可增强大脑皮质的抑制过程，产生镇静，使皮质兴奋与抑制过程恢复平衡状态。医疗上3种药物曾合用为复方制剂（三溴片），用作镇静剂以治疗神经衰弱及癫痫等病症。原国家食品药品监督管理局二〇〇三年五月七日颁布了《关于第二批停止使用化学药品地标品种名单的通知》，已经停止使用三溴片。

依的儿　Aether　一名伊打

依的儿由硫酸及酒精制出，为无色透明流液，具有极强之挥发性，有特异之香气，尝之有热力，易于燃着，用时宜远火。其作用大半似阿罗芳谟。用于外肤为局部之麻醉品，初觉灼热，继则清凉，又继则全无知觉。若由鼻吸其蒸汽，可使全身麻醉，其用法详于外科手术书。内服对于一切虚脱状态及忽然昏倒用之，可以兴奋回苏。又善治痉挛呕吐、诸般疼痛、胆石及石淋，用量三滴至五滴，服法或滴于白糖或盛于胶囊。

按：依的儿为麻醉之品，实具兴奋之性，猝然昏倒者服之，或可奏回苏之功，至虚脱之证其下脱者，或亦可用之。若其人孤阳上越，元气游离，现种种上脱之证，此药断不宜用。此等证阅《山萸肉解》自知治法。

[1] 赭石：氧化物类矿物刚玉族赤铁矿，主含三氧化二铁（Fe_2O_3）。药性苦寒，归肝、心经。平肝潜阳，降逆止血。

按语：依的儿即乙醚，无色透明液体，有特殊刺激气味，极易挥发。曾用作医疗上的麻醉剂。蒸汽被人吸入后，产生全麻的效果。虽然它起效快，但是由于毒性大，不易苏醒，安全范围难掌握，现临床上几乎都不使用了。张锡纯认为，该药具双重作用，可麻醉也可令人兴奋，故可用于救急。一切虚脱状态及忽然昏倒内服，可以兴奋回苏。但孤阳上越，元气游离，现种种上脱之证，此药断不宜用。

哥罗芳谟　Chloroforim　又作哥罗芳

哥罗芳谟为易于流动澄明无色之液，味热而甘。以化学家言之，其原质系三格儿美企儿。在皮肤上之作用类依的儿。然挥发之性少，故令人起清凉及失知觉之力，稍逊于依的儿。除依的儿之外，若吸其蒸汽为最佳之全身麻醉药。内服所主之证，亦与依的儿相同，服其少量，兼能流通血脉，其极希薄之液即哥罗芳谟水为最良之防腐药。

治胆石：哥罗芳谟五·〇，浓厚酒精四〇·〇，护谟和剂一五〇·〇，调和，日服三次，每次一食匙。

按：此方可兼治石淋。

治女子月经困难：哥罗芳谟五·〇，樟脑〇·〇二，依的儿一·五，密儿拉丁一·五，护谟浆一·〇，馏水五〇·〇，调和，每十五分钟服一食匙。

按：用哥罗芳谟等药俾人全身麻醉，以便手术，间有性命危险。西医研究其故，各有论说而纷不一致，以愚所见闻者，凡有危险多在气分虚弱之人。曾在邻村张家寨治一少妇，大气下陷证。服药十余剂始愈。隔二年又至其处，乃知此妇因手背生疮，西医欲用手术，先薰以蒙药，竟未苏醒。因其向日大气之陷者虽复，而其大气究欠充实也。愚所见闻罹此险者，非仅此人。而胸中大气之虚弱，大抵类于此人，欲施蒙药者，尚其有鉴于此，而先详核其胸中大气之虚实哉。

按语：哥罗芳谟即麻醉氯仿，为无色透明液体。

有特殊气味。味甜，易挥发。在医学上，曾用作麻醉剂，因对心和肝有损伤，早已弃用。现在主要用做脂肪、油类、橡胶、生物碱、蜡及树脂的溶剂及清洁剂等。

实芰答里斯叶　Folia Digitalis　俗名毛地黄，一作地治达利

实芰答里斯叶系欧洲所产玄参科二年生草之叶，叶体绉缩而薄，为长卵圆形，长三十仙迷，广十五仙迷。为心脏强壮药，最有效力，镇制心机亢进，兼有利尿作用。于心脏诸病及炎性诸证，均为要药。用量一次〇·〇二至〇·一五，极量一次为〇·二。通常多为浸剂，药局制有实芰答里斯丁几酒也。

治肺炎脉甚频数者：实芰叶浸〇·一至〇·五一〇〇·〇，覆盆子舍一〇·〇，调和，一日间分四次服之。

治心脏衰弱脉数无力：实芰叶浸〇·五至一·〇一〇〇·〇，斯独落仿司丁几一·〇，嗟舍一〇·〇，调和，分三次至六次服。

按：助心之药能使脉跳动有力，其跳动或因之加速，至治脉数之药或为麻醉之剂，或为退热之品，又皆能使跳动减数。至实芰答里所能使脉搏舒缓，更能使脉体充实，真善于理心之药也。

按语：实芰答里斯叶即洋地黄，其治疗心力衰竭已有200余年的历史。本品不仅有增强心肌收缩力、扩张外周血管降低心脏前后负荷，改善血流动力学的作用；而且还兼有增加压力感受器敏感性、抗交感活性及拟迷走神经作用；减少肾素分泌，抑制肾素-血管紧张素-醛固酮系统，从而改善心力衰竭患者神经内分泌功能。迄今，洋地黄仍是价廉、有效、较安全的治疗心力衰竭不可缺少的常用药物。

斯独落仿斯精　Strophanthi

斯独落仿斯丁几　Tinctura Strophanthi

斯独落仿斯精系白色结晶性之粉末。其原质存于热带亚斐利加所产夹竹桃科蔓生灌木之种之中，其作用颇似实芰答里斯。用于心脏筋肉衰弱，心脏瓣膜障害，肺叶肿胀呼吸有碍，肾脏发炎漉水[1]不利者，皆为要药。其用量一次〇·〇〇〇二至〇·〇〇〇五。

斯独落仿斯丁几系用斯独落仿斯子一分，浸于酒精十分所制之黄色、苦味液，医者多用此代斯独落仿斯精。其用量一次二滴至六滴。

治肾炎水肿：斯独落仿斯丁二·一〇，日服三次，每次五滴至十滴。

治加答儿肺炎：斯独落仿斯丁一·〇至二·〇，橙皮舍二〇·〇，馏水一八〇·〇，调和，日三次，每服用量一食匙。

按语：*斯独落仿斯精即毒毛旋花子。斯独落仿斯丁几为1%毒毛旋花苷溶液，为临床快速起效的强心苷，具有正性肌力作用，主要用于急性心力衰竭的治疗，特别是用于心力衰竭伴心率慢者。由于其拟交感样作用可增加心肌耗氧量，其毒性作用发生快而突然，常可致人猝死，因而目前临床已不常用，偶被用于小儿先天性心脏病伴发急性心力衰竭者。*

安母尼亚茴香精　Spirtus Ammoniae foeniculatus

安母尼亚茴香精为澄明微黄色或黄色之液，以入水中则如乳色之白，味微咸，有芳香之气，其原质存于鹿角茸中。鹿角茸之补力，赖有阿母尼亚火山之旁，亦可取之制以茴香，则温补之力愈大，服之如饮醇酒，令人面色顿红，是以脑寒亏血者宜之，寒痰留滞者宜之。其用量自五滴至十滴。

治小儿吐泻：安母尼亚茴香精一〇·〇，依的儿精一〇·〇，调和，半时服三滴至七滴。

[1] 漉水：指液体慢慢地渗下。此指小便流下。

治肺脏萎缩：安母尼亚茴香精二滴至五滴和于馏水而用之。

按语：安母尼亚茴香精为外来语音译。张锡纯认为，安母尼亚茴香精是一种无色有臭味的无机化合物。"其原质存于鹿角茸中"，"制以茴香，则温补之力愈大"。此药经考证实为中药鹿角茸和茴香，有温补肾阳、益精血、强筋骨的功效，是温补肾阳的要药。加以茴香提取物制成香精，"服之如饮醇酒"则"温补之力愈大"。现代药理学研究发现，鹿茸含有多种钙质、蛋白质、卵泡激素"雌酮"，又增强机体抗病能力，消除疲劳，改善食欲和睡眠，确有温补之力。中医入药一般研末吞服或入丸散剂、酒浸、膳食用。

安息香酸那笃僦谟　Natrium Beuzoicum

本品由安息香酸精制而出，为无色无晶形或结晶性粉末。盖安息香酸为安息香脂主要成分，占芳酸类之第一位，有防腐灭菌之功效，而内服则刺激黏膜诱起炎证，吸入其粉末则喷嚏咳嗽。制为那笃僦谟则无斯弊，且能利痰、治尿酸，兼有助人奋兴作用。其用量每次〇·三至一·〇。

治小儿吐泻：安息香酸那笃僦谟〇·五，再馏酒精二·〇，单舍一五·〇〇，馏水一〇〇·〇，共调和，每一时服一小儿匙至二小儿匙。

按语：安息香酸那笃僦谟即安息香酸钠（苯甲酸钠），是很常用的食品防腐剂，有防止变质发酸、延长保质期的效果，然而近年来对其毒性的顾虑使得其应用受限，有些国家如日本已停止生产苯甲酸钠，并对其使用作出限制。

含糖白布圣　Pepsinum Saccharatum

含糖白布圣系吃乳小猪、小牛之胃液，搀糖制成白色淀粉，味甘性微温。最能增益胃液消化饮食，为最和平之品，多服少服皆可。然日日服之以化食，则脾胃生依赖性，将有不服之，即难于化食之时，若欲久服者，以健补脾胃之药辅之，则无斯弊。

按：白布圣消食之力仍不如鸡内金，然加以糖制，其味甘甜，虽似淀粉，水沃（把水从上浇下）之仍为清液，以治小儿最易服食。愚恒用生山药末熬粥送服此药两瓦，最能治虚劳发热，或喘或嗽，或饮食不化乳糜，身体羸瘦。若不能多服粥者，可煮生山药浓汁与此药同服。

按语：含糖白布圣即胃蛋白酶，是一种消化性蛋白酶，由胃黏膜主细胞所分泌，功能是将食物中的蛋白质分解为小的肽片段。临床上用于因食蛋白性食物过多所致消化不良、病后恢复期消化功能减退，以及慢性萎缩性胃炎、胃癌、恶性贫血而导致的胃蛋白酶缺乏。

石碳酸　Aciduma Carbolicum

本品自石碳中制出，系细长尖锐无色之结晶，相集团结而为块，有特异之臭气及如烧之味，为防腐消毒最要之药，制止发酵之力最强。以本品或浓厚溶液接触于皮肤黏膜，则局部呈白色而失感觉，终则成为痂皮而剥离。遇胃肠异常发酵及糖尿等可内服。一次之极量为〇·一，一日之极量为〇·三。外用于诸般创伤之疗法，以百分三之溶液为制造绷带之料，百分五之溶液为外科手术及器械消毒之用。然内服之时，往往起中毒作用，侵神经中枢，由呼吸器麻痹而致死。其吸收于创伤或黏膜者，亦往往起中毒证状，是不可不注意者也。

治顽癣：石碳酸五·〇，橄榄油一〇〇·〇，调和为涂擦料。

按语：石碳酸即苯酚，是一种弱酸，常温下为一种无色晶体，有毒。曾用于外科手术消毒，但由于其毒性，这一技术最终被取代。现在用于制备消毒剂，或用其稀溶液直接进行消毒。

硼酸　Acidum Coticum　又作硼强酸

硼酸即由硼砂制出，为无色鳞片状结晶。其性之凉过于硼砂，而其防腐消毒之力亦胜于硼砂，故能制肠胃异常发酵、消化不良，润大便、利小便，除膀胱脓性炎。以之吹于咽喉，敷于皮肤，可愈肿疼。和软膏以敷溃，排脓生肌。与皓矾（即七水硫酸锌）同用，又可为点眼药。原为平和之品，过服能令人呕吐。其用量〇·五至一·〇。外用洗涤含漱，防腐或消炎，每水一〇〇·〇可加药二·〇。

治咽头加答儿：硼酸九·〇，馏水三〇〇·〇，调和，含漱。

治诸般热性疮：硼酸二〇·〇，华设林八〇·〇，为膏敷之。

治热性眼疾：硼酸二·〇，皓矾一·〇，和以水一〇〇·〇，点之。

按语：硼酸属皮肤病用、消毒防腐类药物。用作皮肤损害的清洁剂，也可用于皮肤、黏膜、膀胱、角膜伤口的冲洗清洁；口腔炎和咽喉炎时含漱；急性湿疹和急性皮炎伴大量渗液时湿敷。禁忌：原为平和之品，过服能令人呕吐。现代用法：医药工业中作添加剂、助溶剂，用于化妆品、卫生用品及药品中。

单宁酸　Acidum Tannicum　名鞣酸

本品为黄白色无晶形粉末，或为带光泽鳞屑片，有最强收涩之味，感触日光即渐呈黄色，或褐色。其原质存于没食子及五倍子中。其收涩之性能止一切血证，凝固血液及分泌之蛋白质。又善治淋证久不愈者。不宜与铁剂、金属盐类、胶类等混合用，恐成不溶性之化合物。

治肾脏炎：尿中多含蛋白质或兼尿血证者，用麦角〇·三，单宁酸〇·〇三，护谟散〇·五，混合为一包，与以六包，一日服三次，每次一包。

按语：单宁酸在医药上曾用于治疗咽喉炎、扁桃体炎、痔疮和皮肤疱疹等，内用可制止腹泻、肠出血等。目前，在护肤品行业，单宁酸常用于祛痘护肤品中，充分利用单宁酸收敛剂的作用，达到紧致肌肤、除痘的目的。但是单宁酸具有极强的腐蚀性，虽然其本身毒性很小，但是如果长期使用，毒性渗入脸部甚至体内，势必会造成不可预知的后果。

单那尔并　Tannalbinm

本品为黄褐色无味之粉末，系蛋白质化单宁酸而成。服之不甚溶解于胃中，至肠始分解为蛋白质及单宁酸，呈单宁酸之收敛作用，故不害胃之消化机能，为肠之收敛药。本品淡而无味，适于小儿之治疗。专用于大小肠加答儿肠滤囊之溃疡转机下痢脓血黏膜腐烂者，为肠溃疡转机者，转而有生机也，夏期小儿之下痢等证。其用量每次〇·五至一·〇，小儿斟酌少用。

治小儿急性消化不良：单那尔并〇·五为一包，与以六包，每服一包，二日分服。

按语：单那尔并即鞣酸蛋白，为淡棕或淡黄色粉末，无臭，无味，由鸡蛋白的稀溶液与鞣酸作用制得。本品为止泻药，现代研究表明，该药服用后在胃内不分解，在小肠处分解出鞣酸，使肠黏膜表层蛋白凝固，形成一层保护膜，减少渗出，减轻刺激及肠蠕动，有收敛、止泻作用。适用于急性胃肠炎及各种非细菌性腹泻、小儿消化不良等；也可外用于湿疹、溃疡处。

硫酸亚铅　Zincum Snlfuricum

本品为硫酸化铅而成，系无色透明棱柱形结晶，或细针形结晶，微有酸涩之味。其性于无恙之皮肤不呈作用，然有与蛋白质化合之性，能与分泌物及固有之蛋白体共成蛋白质化铅，是以能限制分泌而奏治炎证之效也。此药内服者少，外用之处极多，奏效亦显著。以一分溶解于水五分，对于顽性及出血之溃疡，各黏膜之糜烂性及肉芽性黏液漏等，用为涂敷剂及绷带药，其稀薄者之溶液对于鼻黏膜之疾患，可吸入鼻中。对于慢性耳漏[1]，则注射于耳中。对于急性后之淋证，则注射于尿道。对于慢性膀胱炎及膀胱出血，则注射于膀胱。对于咽喉黏膜之疾患，又可为含漱药。其溶液稀者，又可为点眼药。其内服之量，每次〇·〇一至〇·〇二。

按：硫酸亚铅点眼甚佳，善去胬肉及风泪眼疾。先用温水溶化，用少许点眼上，若觉疼再搀以水，以点后微疼为度。

治肺劳咳嗽结核，再以治肺病之中药汤剂与之，并用之屡奏奇效。

按语：硫酸亚铅即硫酸锌，为消毒防腐药、收敛药，可防止细胞液外渗，起收敛、止血及弱的抗菌作用。其溶液用于治疗慢性结膜炎、角膜炎、眼炎及沙眼等。

[1] 耳漏：从外耳道内流出一些非脓性的液体，医学上称为"耳漏"。这种情况可见于很多疾病，如脂溢性外耳道炎、外耳道湿疹等。

几阿苏　Krcosatum　蒸木油即结列阿曹笃

几阿苏以精馏山毛榉树干蒸而得之，色浅黄，与洋橄榄油相似，味微辛似有烟熏气味。每百分中含有怪阿寇六十分、几苏四十分，故名几阿苏。常用者多由煤浧而得，力稍弱。此药最有防腐之力，为肺病结核劳嗽之特效药。其抑制腐败发酵之力远胜于石碳酸，其一次极大之用量为〇·五，一日极大之用量为一·五。

按：几阿苏为治肺病第一要药。

愚恒用几阿苏、甘草末各六瓦，镜面朱砂[2]三瓦，混和，分作一百二十丸，每服四丸，渐加至六丸、七丸，日服三次，以治肺劳咳嗽结核，再以治肺病之中药汤剂与之，并用屡奏奇效。

按语：几阿苏为山毛榉之木溜油，来源于山毛榉或类似植物干馏得到的酚类混合物。为无色或淡黄色油状液；微溶于水，有腐蚀性。作用与酚相似，但其毒性与刺激性均较小。有杀菌、防腐、除臭作用。内服小剂

[2] 镜面朱砂：人工合成的朱砂（硫化汞）。从20世纪40年代后，所谓的朱砂，很多都是人工合成品了。

量为祛痰剂，用于慢性支气管炎与支气管扩张，亦可蒸汽吸入。外用为局部镇痛剂，搽于蛀牙处可止痛。

过满俺酸加里　Kalium Permanganicum　一作猛强铗，又铗锰上矾

本品为棕色积柱形结晶，有金属样光泽，遇潮则发酵，变其原质。以之敷于肌肤，发剧强之灼热，大有防腐解毒之功，兼能逐除恶臭，为洗涤恶臭溃疡之防腐药。洗涤之水用千分之一至千分之五。内服可治糖溺证[1]。

治恶臭鼻渊：过满俺酸〇·二，馏水五〇〇·〇，调和，为吸入料。

按语：过满俺酸加里即高锰酸钾，临床上用作消毒和洗胃。高锰酸钾属于毒性药品，没有安全把握的话，一般不口服。

百露拔尔撒谟　Balsamum Peruvianum　一名必鲁脂

百露拔尔撒谟系美国一种蛾形花科属树皮部所得之物，制成暗褐色之液，香气佳快，味辛而带苦。外敷善扫除疥癣，消灭毒菌。

治白秃[2]方：百露拔尔撒谟五·〇，酒精一〇·〇〇，混合为涂敷料，一日二次。

按语：百露拔尔撒谟即秘鲁香胶，归心、肺、肝经，性平，味辛、苦。本品所含之油有消毒作用，油树脂部分能促进组织修复，树脂还有局部保护而减轻炎症的作用，因而可用于皮肤、黏膜的慢性炎症；并能促进溃疡、创伤的愈合。还可治疗某些皮肤的真菌感染，也有局部应用或内服治疗结核者。

麦角　Secale Goruntum　耳卧达，一名了葛，又名霉麦，又作麦奴

麦角系霉麦上所生之菌，长约寸许，粗如韭葱，微

[1] 糖溺证：即糖尿病。溺，同尿。

[2] 蛲之为害，因血气虚乘风而上，则能生疮疽癣疥，疮痂不去而痒，鬓发秃落，无复生荣，是为白秃。

弯似角形，色紫黑有竖纹，作瓦垄形。尝之余味微辣，具有收敛之力，能制止诸脏腑出血，而以二便下血及女子血崩尤效。然多服之能激动子宫使之瘀疚，若有孕者，胎转被逼而出。制为流膏可皮下注射，外用于直肠脱痔疾等，为坐剂（即栓剂）而用之。系剧烈之品，大者一枚研细，可作三次服。若制为越几斯服之，一次之极量为〇·二，一日之极量为〇·六。

治女子血崩月经过多：麦角〇·五至一·〇，白糖二·〇，共研细，分三次服，为一日之量。

麦角制为越几斯膏也亦名耳卧达，有浓稀二种。浓者即麦角越几斯，宜于丸剂；稀者名麦角越几斯流膏，一名霉麦耳卧达水膏，宜用于水调服及注射料。二种皆褐色。

治肺出血：麦角越几斯一·〇，单宁酸一·〇，阿片（即鸦片，俗称大烟）末一·三，用甘草末为丸，二十粒，每三时服二粒。

治流产血崩便血：麦角越二·〇，用甘草末调之适可，为丸，分作二十丸，每服一丸，日服三次至四次。

治吐血衄血：麦角越一〇·〇，芳香硫酸一〇·〇，调和，以十滴至三十滴和于一酒杯之水，频频饮之。

治一切血证注射法：麦角流膏二·〇，馏水八·〇，为皮下注射，半筒至一筒，血淋[1]禁用。

按：麦角治血证，注射较内服尤效。然其效处在能收缩诸血管，使之细小，此纯属治标之品，遇血证之剧者宜用之，以收目前之功，而继用治本之药，以清其本源，使病因之根柢划除，血证自永愈矣。

斯智普智珍功用似麦角，而较为优胜，乃麦角之新制剂也，其用量同于麦角。

按：麦角愚尝嚼服小者一枚，以试其药力，服后移时觉会阴穴处有收缩之力。由此知其收敛血管之力必甚大，所以善止下血。曾治一妇人，因行经下血不止，经医多人，诊治逾两旬，所下之血益多，已昏厥数次矣。

[1] 血淋：病名。淋证以尿血或尿中夹血为主要证候者。

《医学衷中参西录》临证助读系列

药论分册

196

及愚诊视，奄奄一息，已不言语，其脉如水上浮麻，不分至数。遂急用麦角寸长者一枚，和乳糖研粉，又将拙拟固冲汤载三期八卷煎汤一大钟送服，其血顿止，由此知麦角之能力。后则屡次单用之，以治下血亦颇能随手奏效。至其流动稀膏之注射，愚未尝用，乃因注射生弊。

愚尝治愈两人，一人年近三旬，因大便下血甚剧，西医注射以流动麦角膏，其血止之后，四十余日未能起床，自觉腹中气化不通，肢体异常酸懒，饮食减少，有日甚一日之虑。诊其脉象沉涩，知系瘀血为羔也。俾日用三七细末三钱，空心时分两次服下，服至三日后，自大便下瘀血若干，其色紫黑，至五日所下之血渐少，至七日大便已不见血矣。从此停药不服，病亦遂愈。

又治一妇人，年过三旬，因患血崩，经西医为之注射流动麦角膏后，其血即止。血止之后，亦月余不能起床，饮食减少，将成劳疾。诊其脉涩而无力，亦俾日服三七细末，后亦下瘀血若干而愈。

夫服麦角者不至瘀血，而制为稀膏注射恒多瘀血者，盖因所注射之量过当也。若预防此弊，当于注射之后，即服三七末数次，自能安然无羔矣。愚因治此两证后，再用麦角末为人治下血，止后亦俾服三七末数钱。愚向有中西药原宜相助为理之论，载于五期二卷。今观三七之与麦角不益确然可信欤？

按语：麦角含有多种生物碱，重要的有麦角毒碱、麦角胺和麦角新碱，常用于产后止血及子宫复旧，有兴奋子宫肌的作用，作用强大而持久。对怀孕子宫更敏感；临产和新产后应用小量即有明显作用，甚至产生强直收缩。

醋酸铅 Piumdum Acet-cum 铅糖，一名铅霜，又作铅醋矾

醋酸铅为针状板状之白色结晶，其酸而兼甘，在铅化合物中占最要之地位。欲用金属药收敛者，多用之。

为其收敛之力最优。故善止血，于肠胃出血、咯血等用之皆有特效。外用为含漱剂、灌剂、点眼水。在药局为制造铅醋之用，制造诸铅盐类亦用之为基本。其用量一次之极量为〇·一二，日之极量为〇·三；其接触大气之时，往往吸收碳酸，宜密栓贮藏之。

治吐血：铅糖二·〇，盐莫〇·一，白糖二·〇，合研，分作十包，每二时服一包。

治急性肠加答儿：铅糖〇·五，馏水一〇〇·〇，混合，用三分之一，以摄氏三十八度温之，为一次灌肠料。

按：醋酸铅之力长于治吐衄，以其质重坠且性凉也。尝治一少年，仲春吐血，为调方治愈。次年仲春病又反复，其脉象弦硬，左部又弦硬而长。知系肝木承旺过于上升，而血亦随之上升也。遂用广三七细末三钱，搀以醋酸铅十分瓦之三，俾分作三次服，再用生杭芍八钱，甘草三钱，煎汤送下汤药递煎三次，以送三次药末。服药二日，其血即止。又为开柔肝滋阴药，俾再服数剂，以善其后，至今三年病未反复。盖醋酸铅为金属之药，能制木又复凉而重坠，原与吐衄之证相宜，更伍以最善治吐衄之三七，而又用凉肝之芍药，缓肝之甘草煎汤送服，是以效也。

按语：醋酸铅，别名铅糖，适用于以渗出、糜烂为主的急性湿疹和急性皮炎，起效快，能迅速缓解渗出，减轻瘙痒。与炉甘石、氧化锌一起曾是许多医院皮肤科应用最广的外用药，由于它们疗效可靠，起效迅速，不良反应少，被皮肤科专家誉为皮肤科外用药的"三大法宝"。现在仍然广受医患双方的欢迎。

沃度仿谟　Todoformium　即沃仿末，又名磺碘

沃度仿谟为金样光彩黄色小叶状结晶，味淡微甘，有烧臭气，系沃度之化合物。在治疗上有最确实之防腐功效。内用现和缓之沃度作用而稍呈麻醉作用。其用量一次极量为〇·二，一日之极量为〇·六。外用宜作软

《医学衷中参西录》临证助读系列　药论分册

膏敷于疮面。于疮伤疗法尤为重要之药，绷带料多用之。

治脓疡：磺碘五〇·〇，依的儿二五〇·〇，酒精七五〇·〇，混以浸五〇〇·〇之脱脂棉，燥后为充填疮孔之用。又磺碘一〇·〇，倔里设林一〇〇·〇，调和，为疮孔注射药。又磺碘一·〇，依的儿一〇·〇，混和，为涂布料。

按语：沃度仿谟即三碘甲烷，属于卤仿的一员。它是淡黄色的挥发性晶体，有甜味和刺激性气味。20世纪初开始用作伤口防腐药，现已被更好的物质代替。

沃度加僧谟　Kalium Tadatum　旧译钹碘，省文沃剥

沃度加僧谟为白色干燥方形结晶，有特异之辛咸味。其原质存于海水及海产动植物或矿泉。制法于加里海液中，溶解沃度，同时取其生成之沃度酸盐，以木炭还原之而成，在变质药中独占最优之品。故凡瘰疬、瘤赘[1]、结核、流注[2]、胃癌即胃口长疙瘩，致胃窄隘有碍进食，在胃上口者成膈食，在胃下口者成反胃改变形质之证。服之皆能变还原质，以治梅毒始二三期，皆著确实功效。凡脏腑炎证久服他药不愈者，可服此药，久之皆能愈也。

治瘰疬方：沃剥一〇·〇，龙胆末三〇·〇，混和，分作七十二丸，每服三丸，日服三次。

按：此方去龙胆末，并治胃癌。胃癌在胃上口为膈食，在胃下口为倒食（即呕吐）。按此分服分量，水溶化服之。

治梅毒方：沃剥八·〇，硫苦三·〇，苦丁五·〇，馏水一五〇·〇，混和，溶化贮封，分十六次服，日服三次。

按语：沃度加僧谟即碘化钾，在皮肤科领域有一些特殊的用途。本品可以增强坏死组织的溶解和消化，也抗真菌活性。临床用它来治疗孢子丝菌病、着色芽生菌

[1] 瘤赘：体表或筋骨间增生的肉疙瘩。

[2] 流注：毒邪流走不定，注无定处而发生于较深部组织的一类化脓性病症。

病、持久性的结节性红斑和结节性血管炎等。

沃度丁几　Tinctun Jodi　旧译海碘酒

本品为暗褐色有沃度之液臭气，系用沃度所制之酒，内服者甚少，外用之涂敷则甚广，若肋膜炎、关节炎、横痃、癫癣等皆为涂敷料。若内服，一日数次，每次一滴至三滴，可治妊妇呕吐。此属剧烈之药，宜密贮置冷处。

按语：沃度丁几即碘酒，有强大的杀灭病原体作用，可以杀灭细菌、真菌、病毒、阿米巴原虫等，可用来治疗许多细菌性、真菌性、病毒性等皮肤病。

重碳酸那笃僧谟　Natrium Bicarbomcum　省文曰重曹

本品为白色之结晶块或粉末，乃亚尔加里类金属之化合物。对于消化器之加答儿性疾患等，用之最多。较诸僧谟盐为无害，为亚尔加里药中首屈一指之药物。善治胃酸分泌过多，食后吞酸，消化不良。盖其性与碱相近可作碱用，故能治胃肠异常发酵也。其用量每次用〇·五至二·〇。

按语：重碳酸那笃僧谟即碳酸氢钠，俗称"小苏打"，目前仍然用于治疗胃酸过多。本品还能碱化尿液、纠正代谢性酸中毒。

骨拜波拔尔撒谟　Balcamamam Copaivae　英名哥拜巴油

骨拜波拔尔撒谟为热带南美利加所产决明科之树脂。

西人谓树脂为拔尔撒谟，其色淡黄或作褐色，其味苦而兼辣，微有香气。为治淋第一要药，能护水道黏膜，颇有防腐之力。其用量每次一·〇，日三服。

按：骨湃波为治淋良药，而对于初起有热性者尤宜。愚恒用甘草末调之，适可作丸，桐子大，朱砂为衣。每服二十丸，日三服。以治淋证初起极效。若淋证带血者，可用鲜小蓟根煮汤送服。

予见春生学兄，尝用骨湃波脂和荜澄茄末为丸，如桐子大。治花柳毒淋慢性淋证、小便白浊（即小便混浊色白）及妇人白带，其效如神。每服三四丸，饭后服，白水送下，一日二次。惟制丸必以骨湃波脂稠黏如蜜状者，若用其油，则不能为丸，购时须当注意。

受业张方舆谨识

按语：骨拜波拔尔撒谟即骨湃香树脂，为治淋证之妙药，但单用亦有不效时。热淋，可与滑石、海金沙并用；寒淋，可与川椒目、小茴香并用；血淋，可与旱三七、鸦胆子仁并用；其淋而兼滑脱者，可与生龙骨、生牡蛎并用；其为传染之毒淋，可与朱砂、甘草并用。随淋证之所宜而各加以相配之药，无难愈之淋证矣。

荜澄茄末　*Pulvis Cubedae*

荜澄茄似胡椒之末，诚实者气味亦类胡椒，而不若胡椒之热，其苛辣激刺之性亦减于胡椒。至西人所制之末，又兼甘苦之味。本是中药，西人用之以治淋证、白浊及女子白带甚效。且有利小便之功用，并治膀胱内皮发炎，日久不愈。其用量每服二·〇至四·〇，日三次，若小便因热不利者，宜少用。

按；荜澄茄性平，宜于慢性淋证。若久不愈者，可用荜澄茄六瓦和以骨湃波三瓦为稠膏，分三次服，为一日之量，以之治白带亦甚效。

按语：荜澄茄末即荜澄茄果实，对黏膜有局部抗菌作用，并能吸收，对泌尿道及呼吸道黏膜也能发挥此种作用；口服其挥发油，对尿路有某些防腐作用。中药功用：温中散寒，行气止痛；用于胃寒呕逆，脘腹冷痛，寒疝腹痛，寒湿郁滞，小便混浊。

白檀油　Olenm Santali　又作檀香油

白檀油者为微黄色稠厚之油，系前印度及印度群岛所产之槟科白檀木心蒸馏而得之发挥油也。其香气特异而窜透。长久留存，稀释之芳芬似蔷薇味，苛烈稍苦。对于急性淋疾及淋毒性膀胱炎奏效较著。一日三次，每次二十滴，少和以薄荷油而用之，或以其二·〇入于胶囊，日服二次，服三个至五个。

按语：白檀油为檀香科植物檀香的心材经蒸馏所得的挥发油，在医药上也有广泛的用途，具有清凉、收敛、强心、滋补、润滑皮肤等多种功效，可用来治疗胆汁病、膀胱炎、淋病，以及腹痛、发热、呕吐等病症。

12